ダイエットをしたら太ります。

最新医学データが示す不都合な真実

永田利彦

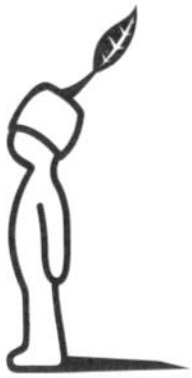

光文社新書

目次

2　やせていると寿命が短く、認知症にもなりやすい

はじめに——あなたはダイエットに乗っ取られていませんか？

あなたは、ダイエットしたいと思っていますか？

それは、どうしてですか？


おなかや腰にめっきり脂肪がついて、自分でも「これはまずい」と思ったから。

鏡を見るたびに、頬や顎のたるみが気になるから。

去年は着られた服が、きつくて着られなくなってしまったから。

家族や同僚に、「太った」とか「貫禄がついた」と言われたから。

同窓会に行ったら、誰なのかわかってもらえなかったから……。

愕然として、ダイエットを決意したのかもしれませんね。ダイエットすれば、シュッとしたカッコいい自分になれる。やせていた方が若く見えるし、行動的で仕事だってできそうに見える。だいいち、やせた方が健康にもいいに違いない、と。

あるいは、太ったわけではないけれど、今よりもいい自分を手に入れるために、「やせたい」と思っているのかもしれません。

自分を完璧にコントロールし、あと5キロ体重を落とせれば、自分に自信が持てる。「すごいね！」と、周囲の人たちにも認めてもらえる。スラッとして、見た目もよくなる。ステキな出会いだってあるかもしれない。ダイエットすれば幸せになれる、と。

今、私たちの周囲には、ダイエットのコマーシャルがあふれています。ネットでも、テレビや新聞、雑誌でも、電車の車内広告でも、次々に新しいダイエット法が紹介され、いかに簡単にやせられるか、やせたことで人生がどれだけ輝かしいものに変わるかが、繰り返し語られます。

若い女性には、〝シンデレラ体重〟よりもまだ細いタレントやモデルが、「大丈夫、あなたも私のようになれる」と語りかけます。中高年の男女には、同年代の著名人や一般人がビフオー・アフターのモデルとなって、「諦めないで、あなたにもできる」と訴えかけます。魅力的な姿態で誘惑し、ダイエットへと駆り立てます。

かくして私たちは、老いも若きも、太っている人もやせている人も、ダイエットに邁進するのです。

でも、ほとんどの場合、ダイエットは成功しません。どうしてって、ダイエットには「ダイエットすると太る」という、〝不都合な真実〟があるからです。

過去にダイエットをしたことがある人は、一時的にダイエットに成功しても、やがてリバウンドすることを、経験からご存じでしょう。そして、「リバウンドしたのは意志が弱かったからで、次こそは絶対に成功する！」と決意を新たに、またダイエットにチャレンジします。ところが、やはりうまくいきません。なぜならば、その時体に起こった変化は、ただ体重が増えただけではないからです。ダイエットしたことによって、細胞レベルでの変化、脳レベルでの変化が起こっているのです。

いったい、私たちの体には、ダイエットをすると何が起こるのでしょうか？　なぜ、ダイエットは成功しないのでしょうか。そもそも、ダイエットは必要なのでしょうか。ダイエットすると健康になるのでしょうか。本書では、その謎を探っていきます。

そのためにまず、約１９００人を10年間追跡した、米国ミネソタ大学の大規模な調査をご紹介します。この調査では、ダイエットしたことによって将来何が起こるのかが、明らかになっています。それはある意味で、とても怖い結果です。

さらに、ダイエットするとなぜ太るのかを、最新の医学データに基づいて解き明かしていきます。リバウンドは偶然ではなく必然であること、ダイエットしたのに太ってしまうというパラドックスが、嘘のような本当であることが、おわかりいただけると思います。

また、ダイエットによって引き起こされるさまざまな影響についても見ていきます。ダイエットの影響はその場限りのものではなく、時には子孫にまで及ぶという、これまでほとんど語られてこなかった、影響の全体像が見えてくるはずです。「健康のためにやせた方がいい」という〝常識〟が、実は真実ではないことについても述べます。

そして最後に、私たちがなぜダイエットにとらわれてしまうのかを考えます。ダイエットは本当に必要なのか。美しさや健康は、やせることで手に入るのか。ダイエットの呪縛から逃れて幸せな人生を手に入れるには、どうすればいいのか？　美の基準の変遷や、人の心の不思議とともに、その方法を探っていきます。

　私がこの本を書いたのは、大学人としての研究、そしてさらに広い臨床経験の中で、ダイエットが決して幸せをもたらさないという事実を、あまりにもたくさん見てきたからです。もっといい自分になりたい、自分に自信を持ちたい、輝かしい人生を手に入れたい、と願ってダイエットを始めたのに、結果はまるで違うものになってしまう。空腹に耐えて頑張ったのに、以前より太ってしまった。心身が不調になり、気持ちが沈んでしまった。ダイエットが引き金になって摂食障害を発症してしまった。そんなケースがあまりにも多いのです。

　このような事態を防ぐには、ダイエットの真の姿を、コマーシャルでは決して語られない不都合な真実を知ることが、何よりも重要です。ですから、あなたやあなたの大切な人がダイエットをしたいと思っている、あるいは既にダイエットをしているなら、ぜひ本書をお読みいただきたいと思います。ダイエットの不都合な真実を知っていただき、ダイエットが体にいいという思い込みや、ダイエットすれば幸せになれるという呪縛から解放されて、穏やかで心豊かな人生を送っていただきたいと思うのです。

第1章　ダイエットしたら、太ってしまった！

1　ミネアポリスで証明された〝不都合な真実〟

女子学生の4割、男子学生の1～2割が、何年もダイエットを継続

ダイエットすると、太る。

このパラドックスを、あなたは信じますか？

「やせようとして、食事を減らしたりするのだから、当然やせるはずだ」と、思うでしょう。

「ダイエットすると太るなんて、詭弁じゃないの？」と。実際、食べなければやせますしね。

いったい、どうなのでしょうか。


２０１１年（電子版）に発表されて、注目を集めた研究があります。ミネソタ大学（米国）で体重関連の健康問題を研究している公衆衛生の教授、ダイアン・ニューマーク‐ステイナー博士が、ミネアポリス近郊の中高生１９０２人を、10年間にわたって追跡調査した研究です。

内訳は、女子学生が１０８３人、男子学生が８１９人。調査開始時の平均年齢は12・８歳で、終了時の平均年齢は23・２歳。つまり、おおよそ13歳から23歳までという、思春期から大人の入り口までの期間です。

ニューマーク‐ステイナー博士はまず、彼らに「この1年間に、どれくらいダイエットしたか」を尋ねました。ダイエットとは「体重を減らすように食べ方を変えること」です。この問いに、「なし」「1〜4回」「5〜10回」「常に」で答えてもらい、「なし」を除く人たちを「ダイエットをしたことがある」としました。

さらに、「この1年間に、不健康な体重コントロールをどれくらいしたか」を尋ね、同様に「なし」「1〜4回」「5〜10回」「常に」で答えてもらい、「なし」を除く人たちを「不健康な体重コントロールをしたことがある」としました。不健康な体重コントロールとは、以下の①〜⑨です。

①絶食

②ほんの少ししか食べない
③ダイエット食品やダイエットドリンクの使用
④食事を抜かす
⑤より多く喫煙する
⑥ダイエットピルの使用
⑦嘔吐する
⑧下剤の使用
⑨利尿剤の使用

調査は3回で、1回目（開始時）が1998～99年、2回目が5年後の2003～04年、3回目（終了時）が10年後の2008～09年です。

1回目と2回目にダイエットと不健康な体重コントロールの有無を尋ね、3回目にはその後の状態を尋ねました。

調査の結果は、驚くべきものでした。

まず、1回目と2回目の調査の両方で「ダイエットをしたことがある」と答えた人は、女子学生の37・8パーセント、男子学生の10・3パーセントに及んでいました。つまり、4割近い女子学生と、1割を超える男子学生が、何年にもわたってダイエットを繰り返していたのです。

これだけでも驚きなのですが、なんと「不健康な体重コントロール」を1回目と2回目の調査の両方で「したことがある」と答えた人はさらに多く、女子学生の43・7パーセント、男子学生の18・7パーセントに上っていました。ダイエット（体重を減らすように食べ方を変える）を繰り返していた人よりも、不健康な体重コントロールを繰り返していた人の方が多かったのです。

このことからわかるのは、女子学生では、ごく一部の太っている人だけがダイエットや不健康な体重コントロールを繰り返していたわけではない、ということです。

また、〝体重など気にせずガツガツと食べる〟イメージの中高生男子でも、1〜2割もの人が、ダイエットや不健康な体重コントロールを繰り返していたのです。

ただし、ダイエットをした人たちと不健康な体重コントロールをした人たちは、まったく別の集団ではありません。「不健康な体重コントロール」にも「絶食、ほんの少ししか食べない、食事を抜かす」という食べ方を変える項目が含まれていますから、これらの項目を行った人は、ダイエットと不健康な体重コントロールの両方に該当します。あるいは、それ以外の食べ方を変える方法、たとえば「炭水化物を摂らない」「野菜を先に食べて、肉や炭水化物はその後で食べる」などのダイエットと、不健康な体重コントロールに当てはまる項目、たとえば「食事を抜かす」「より多く喫煙する」などの両方を行っていた人もいるでしょう。ちなみに、不健康な体重コントロールの中で最も一般的なのは、男女ともに「ほんの少ししか食べない」と「食事を抜かす」だったそうです。

　要するに、ダイエット群の人たちと不健康な体重コントロール群の人たちは、かなりの程度重複しているわけです。そして、より過激な行動である「不健康な体重コントロール」を繰り返した人の方が多いという事実は、ダイエットがしだいにエスカレートすることを物語っていると考えられます。

ダイエットをするとＢＭＩが上昇した

しかし、本当の驚きは、そのことではありません。なんと、ダイエットを繰り返していた人は、男女ともに、ダイエットをしなかった人に比べて、調査終了時のＢＭＩが著しく上昇していたのです。

〈女子学生のＢＭＩ上昇値〉

ダイエットなし　２・３８　ダイエット継続　４・３３

不健康な体重コントロールなし　２・２９　不健康な体重コントロール継続　４・６３

〈男子学生のＢＭＩ上昇値〉

ダイエットなし　３・４５　ダイエット継続　６・９６

不健康な体重コントロールなし　３・６５　不健康な体重コントロール継続　５・４２

※研究開始時点でのＢＭＩ、年齢、社会経済的状況、人種を統計学的に補正した値

ＢＭＩ（Body Mass Index＝体格指数）とは、国際的に用いられている、肥満度を表す指数で、以下の式で求められます。

ＢＭＩ＝体重（kg）÷身長（m）÷身長（m）

詳細は次項で述べますが、日本ではＢＭＩ18・５未満が低体重（やせ）、25以上が肥満と判定されます。これを体重に換算すると、たとえば身長１６０センチ（１・６メートル）の人は、47・３６キロ未満が低体重、64キロ以上が肥満です。

ＢＭＩから体重を出す場合は、「**身長（ｍ）×身長（ｍ）×ＢＭＩ＝体重**」です。

先のＢＭＩ上昇値を、１６０センチ50キロのＡさん（女性）に、当てはめてみましょう。

ＡさんのＢＭＩは「50÷１・６÷１・６」で19・５です。

Ａさんが、ダイエットを繰り返した場合。10年後には、ＢＭＩが19・５から４・３３上がって23・８になります。これを体重に換算すると「１・６×１・６×23・８」で60・９キロ。実に10キロ以上も増えてしまうのです。

Ａさんがダイエットをしなければ、10年後のＢＭＩは２・３８上がって21・９。体重は56・１キロですから、その差は約５キロ。何もしない方が、ダイエットするよりもずっといいのです。

では、もしもＡさんが不健康な体重コントロールを繰り返したとすると？　ＢＭＩは４・

６３上がって24・１、体重は61・７キロです。食べ方を変えるダイエットをした場合よりも、さらに体重が増えてしまうわけです。

男性の場合はどうでしょうか。１７０センチ60キロのＢさんを例に見てみましょう。

ＢさんのＢＭＩは「60÷１・７÷１・７」で20・８。ダイエットを繰り返した場合には、６・９６上がって27・８。もともとは適正範囲の中でもどちらかといえば細い方だったのに、10年後にはＢＭＩが25を超えて、肥満の領域に入ってしまいます。体重は80・３キロと、なんと20キロ以上も増えています。

それに対して、Ｂさんがダイエットをしなかった場合。ＢＭＩは３・４５上がって24・３、体重は70・２キロと、適正範囲内に収まっています。何もしなければ適正体重でいられたのに、ダイエットしたばかりに肥満になってしまうなんて、悲しすぎます。

Ｂさんが不健康な体重コントロールを繰り返していた場合は、どうでしょうか？　ＢＭＩが５・４２上がって26・２。男性はなぜか、不健康な体重コントロールの方がダイエットよりもＢＭＩ上昇値が少ないのですが、それでもやはり肥満の領域に入ってしまいます。体重は75・７キロです。

ダイエットや不健康な体重コントロールをする人の割合は、男性の方が女性より少ないものの、それらを繰り返した場合の影響は、決して小さくはないのです。

太めの女子がダイエットすると、BMI上昇幅が大きい

ニューマーク-ステイナー博士は、研究開始時点で太めだった人（BMIの上位15パーセント）に関するデータも公表しています。

〈BMI上位15パーセントの女子学生のBMI上昇値〉
ダイエットなし　1・64　ダイエット継続　4・47
不健康な体重コントロールなし　0・15　不健康な体重コントロール継続　5・19

〈BMI上位15パーセントの男子学生のBMI上昇値〉
ダイエットなし　2・16　ダイエット継続　5・22
不健康な体重コントロールなし　2・48　不健康な体重コントロール継続　4・64

注目すべきは、女子学生のうち、不健康な体重コントロールを繰り返した人たちのBMI

上昇値です。

不健康な体重コントロールを繰り返した女子学生のＢＭＩ上昇値は、全体でも４・６３と高かったのですが、開始時のＢＭＩ上位15パーセントに入る太めの女子学生に限ると、10年後にはなんと５・１９も上昇していたのです。

これは、たとえば身長１６０センチＢＭＩ25（体重64キロ）の女子学生が、10年後にはＢＭＩ30・１９、体重は77・３キロになったということです。

この女子学生が、もしも不健康な体重コントロールをしなければ、ＢＭＩ上昇値は０・１５。10年後のＢＭＩは25・１５、体重は64・４キロであり、10年前とほとんど変わっていないのです。

これらの数値が示すのは、ダイエットや不健康な体重コントロールを繰り返していると、何もしない場合よりも、確実に体重が増えるという事実。ダイエットするくらいなら何もしない方がいいという、まさにコマーシャルでは語られない〝不都合な真実〟です。

では、なぜ、このようなことが起こるのでしょうか？

そこには人間に備わった精妙なメカニズムが関わっているのですが、その謎を解き明かす前に、簡単に基礎知識を共有しておきましょう。そもそも「太っている」とか「やせている」とは、いったいどういうことなのでしょうか？

2　そもそも「太っている」「やせている」って、どういうこと？

医学における「やせ」と「肥満」の境界線は？

「この頃、太っちゃって」とか、「あの人は、やせているね」などと、私たちはよく口にします。しかし、日常会話における「太っている」「やせている」は、あくまでも「そう思う」という話し手の主観であって、明確な基準があるわけではありません。たとえば、あなたが170センチ90キロだったとしたら、70キロの人を「やせている」と思うかもしれませんし、170センチ50キロだったとしたら、70キロの人を「太っている」と思うかもしれません。

では、医学的にはどうかというと、「やせている」と「太っている」には判定基準があります。先ほど出てきたＢＭＩです。

ＢＭＩ（Body Mass Index＝体格指数）とは、国際的な肥満度を表す指数で、「ＢＭＩ＝体重（kg）÷身長（m）÷身長（m）」で求められます。そして、日本ではＢＭＩ18・5未満が低体重（やせ）、25以上が肥満と判定されます。

〈日本肥満学会の判定基準〉

判定	ＢＭＩ
低体重（やせ）	18・５未満
普通（適正）体重	18・５～25未満
肥満	25以上
肥満１度	25～30未満
肥満２度	30～35未満
肥満３度	35～40未満
肥満４度	40以上

この基準に照らせば、身長１７０センチの人は53・４７キロ未満が低体重、72・２５キロ以上が肥満と判定されます。性別による違いはなく、男女とも同じ判定基準です。身長１７０センチ体重70キロなら、男性でも女性でも適正体重なのです。

ただし、国や機関によって、判定基準は多少異なっています。たとえば世界保健機関（WHO）は、日本では肥満１度と判定されるBMI25以上30未満を、「前肥満状態」としています。

〈WHOの判定基準〉

判定	BMI
低体重（やせ）	18・5未満
適正体重	18・5〜25未満
前肥満状態	25〜30未満
肥満	30以上
肥満１度	30〜35未満
肥満２度	35〜40未満
肥満３度	40以上

なぜこのような違いがあるかというと、日本肥満学会では「日本人を含めたアジア人は、

欧米人に比べて、ＢＭＩが低くても内臓脂肪が蓄積しやすいため」としています。内臓脂肪とは、皮下ではなくおなかの内臓の周りに溜まる脂肪のこと。内臓脂肪が溜まって腹囲が大きくなった、要するにおなかが出た「内臓脂肪型肥満」になると、高血圧や糖尿病などの生活習慣病を引き起こしやすくなります。そのため、生活習慣病予防の観点から、欧米人を含めたＷＨＯの判定基準よりも、適正値が低く設定されているのです。

実際にはどうかというと、２型糖尿病の発症とＢＭＩの関連を調べた虎の門病院健康管理センターの研究では、２型糖尿病発症時の患者のＢＭＩは平均24・４だったそうです。

ちなみに、糖尿病には１型と２型がありますが、生活習慣病として中高年になって発症するのは２型。糖尿病患者のほとんどは２型で、若年を含めた糖尿病患者全体でも、２型が95パーセント以上を占めるとされています。したがって本書ではこれ以降、特に断りがない限り「糖尿病」と記した場合、２型糖尿病を意味します。

糖尿病発症時のＢＭＩが平均24・４という虎の門病院のデータからすれば、ＢＭＩ25以上の人は不健康そうに思えますが、ではＢＭＩ25以上の人は全員不健康かというと、そんなことはありません。40歳以上の日本人の場合、最も死亡リスクが低いのは、女性ではＢＭＩ23

～25、男性ではＢＭＩ25～27という研究結果があります。同様の結果が欧米の研究にも見られますし、肥満が死亡リスクと関連しないという研究結果もあります。これらについては、第2章で詳しく述べます。

そもそも人には個人差があり、やせでも生活習慣病を発症する人もいれば、肥満でも大丈夫な人もいます。結局、遺伝的な体質や生活習慣など、生活習慣病のリスク要因を持っている人はＢＭＩ25未満でも発症し、リスク要因を持たない人は25以上でも発症しないということかもしれません。

しかし、「人によって違う」では予防や治療の目安になりませんから、ＢＭＩによる判定基準があるのです。

適正なBMIは、年齢によって異なるかもしれない

国や機関によってＢＭＩの判定基準は異なるわけですが、では日本人はみんな同じかというと、実は年齢によって判定基準は少し異なります。「ＢＭＩ25以上が肥満」という適正値の上限は各年代共通ですが、下限が異なるのです。

〈年齢ごとの目標とするＢＭＩの範囲〉

年齢（歳）	目標とするＢＭＩ（適正体重）
18〜49	18・５〜25未満
50〜69	20・０〜25未満
70以上	21・５〜25未満

出典：日本人の食事摂取基準２０１５年版

50〜60代はＢＭＩ20未満がやせ、70歳以上はＢＭＩ21・５未満がやせと、年齢が上がると適正値の下限も上がるのです。

たとえば身長１６０センチの人の場合、49歳までは、体重47・３６キロ未満がやせです。それが50〜60代になると51・２０キロ未満がやせ、70歳以上では55・０４キロ未満がやせと判定されます。身長１７０センチの人の場合は、49歳までは53・４７キロ未満がやせ。50〜60代は57・８０キロ未満がやせ、70歳以上は62・１４キロ未満がやせです。

49歳までと70歳以上では、適正値の下限に、身長１６０センチで約８キロ、１７０センチで約９キロの差があるわけです。これが相当な量であることは、８〜９キロの肉の塊を想像するとよくわかりますが、なぜこれほどの差が必要なのでしょうか?

その理由は、高齢になると低栄養やフレイル(虚弱)になる危険性が高いことが研究で明らかだからです。

低栄養とは、生きていく上で必要な栄養が摂れていない状態を指します。若い人でも偏った食事を続けていると低栄養になりますが、高齢者の場合は特に低栄養になりやすいのです。高齢になると食事の量が減る、あっさりしたものを好む、硬いものが食べられないといった状態になるため、エネルギー、タンパク質、ビタミンやミネラル、食物繊維などが不足しがちになるからです。

低栄養になると、当然ながら身体活動量が減り、フレイルにもなります。免疫力も衰えて病気になりやすく、寝たきりになることも稀《まれ》ではありません。

フレイルとは、加齢によって心身が衰えた状態を指します。別の言い方をすれば、健常と要介護の間の状態で、人は健常な状態からフレイルを経て、要介護状態に至ります。具体的には、「体重減少」「疲れやすい」「歩行速度の低下」「握力の低下」「身体活動量の低下」の5項目のうち3項目に該当すると、フレイルと診断されます。

若ければ体に余力がありますし、回復力もありますから、一時的に低栄養になってもフレイルのような状態に陥ることは稀でしょう。しかし年をとるにつれて、余力はなくなり回復力は衰え、一旦低栄養になったり低体重になったりすると、元に戻るのが難しくなります。フレイルは固定した状態ではなく、対処法しだいで回復可能だとされていますが、高齢になればなるほど回復が難しいのが現実です。

したがって、あらかじめ栄養状態をよく保っておくこと、すなわち体重を高めに保っておくことが、加齢に伴って重要になるのです。ところが日本では、高齢になっても「健康のためにやせなければいけない」と思っている人が珍しくありません。そのためでしょうか、低栄養傾向の高齢者（65歳以上）は16・8パーセント（男性12・4パーセント、女性20・7パーセント）という調査結果が出ています（２０１９年国民健康・栄養調査報告）。65歳以上の男性では８人に１人、女性では５人に１人が低栄養なのです。

なぜ、ＢＭＩが体格の判定基準になったのか

ところで、なぜＢＭＩが肥満度を表す指数として採用されているのでしょうか？

そもそもなぜ、肥満度を表す指数が必要なのでしょうか？

まず、肥満度を表す指数がなぜ必要かというと、肥満ややせが病気と関連しているため、

体格を判定することが、病気の予防や治療に役立つからです。肥満が高血圧や糖尿病、脳梗塞や脳出血、心筋梗塞や狭心症などのリスクを高めることは、ご存じの方も多いでしょう。やせも、低栄養をはじめ、心不全や腎不全、がん、結核、うつなどによって生じることがあります。

本来ならば、肥満度を知るには体脂肪率や体組成（脂肪・筋肉・骨・水分の比率）を見なければなりませんが、これらを測定するのは困難です。そのため、簡便に肥満度がわかる指数が求められてきたのです。

では、なぜＢＭＩなのか。ＢＭＩ自体は、１８３５年にベルギーの数学者で天文学者・統計学者・社会学者でもあるアドルフ・ケトレー博士によって提案されました。その後、オーストリアの社会衛生学者イグナズ・カウプ博士によって、小児の発育指数として応用されるなどして広まり、１９７２年には米国の生理学者アンセル・キーズ博士が、体脂肪率とＢＭＩがよく相関することを明らかにしました。

ただし、この時点でＢＭＩが判定基準として使われ始めたわけではなく、体格の判定基準としては、１９７３年に米国最大の生命保険会社メットライフ（メトロポリタンライフ生命保険会社）が作成した「標準身長・体重表」が、長らく使われてきました。これは、生命保険の契約者のデータに基づいて、身長ごとに最も死亡率の低い〝理想的な〟体重を示したものです。

生命保険会社は、保険金を支払うリスクの高い人、すなわち死亡するリスクの高い人を抽出し、リスクの低い人よりも保険料を高く設定する必要があることから、このような表を作成したのです。しかし、この標準身長・体重表は、先進諸国の栄養状態がよくなるにつれて人々の身長が高くなり、実態に合わなくなってしまいました。

そのような状況のなか、1995年にWHOがBMIを体格の判定基準として採用し、以後はそれが世界に広まりました。ただし、この時点での先進諸国の関心は〝肥満による〟健康への悪影響であり、やせへの関心は薄かったのです。したがって、やせに関するデータは少なく、BMI18・5以下をやせとした根拠は貧弱なものでした。

「ミネソタ飢餓実験」でわかった、飢餓状態の恐ろしさ

ところで、キーズ博士は日本を含む7か国の共同研究（1956年〜）で、動物性脂肪の摂取量と心筋梗塞の発症率との関連を明らかにしたことで有名なのですが、もう一つ非常に有名な研究があります。彼がミネソタ大学で行った「ミネソタ飢餓実験」と呼ばれる研究で、

被験者にとってあまりにも過酷なため、今では倫理的にとても行うことができない、それだけに貴重な実験です。

この実験は、１９４４年11月から45年12月にかけて行われました。目的は二つあって、一つは飢餓による生理学的、心理学的影響を明らかにすること。もう一つは、第２次世界大戦（１９３９～45）末期のヨーロッパやアジアの飢餓犠牲者に対する救済に、実験の結果を役立てることでした。大戦末期には、日本を含め多くの国がひどい食糧難でしたし、餓死した人も大勢いました。そのような状況を踏まえた上での実験だったのです。

被験者は22～33歳の心身ともに健康な男性36人です。兵役の代わりに、ボランティアとしての１年間以上に及ぶ実験への参加に応募した、４００人以上の中から選ばれました。

実験は４段階に分かれていました。第１段階は３か月で、理想体重に近い人はそのカロリー（１日約３２００キロカロリー）を維持し、やせたり太ったりしている人は理想体重に近づくようにカロリーを調整した食事を与えられました。飢餓状態と対照するために、正常な生理学的・心理学的状態を作り観察したのです。

第２段階は、６か月の半飢餓状態です。カロリーはほぼ１日１５６０キロカロリーと半分以下に減らされ、当時のヨーロッパ人の典型的な食物、ジャガイモやパン、カブなどの食事を与えられました。ただし、人によって代謝能力が異なるため、6か月間で体重の25パーセントを失うように、各自のカロリーは微調整されました。

代謝とは、私たちの体内で起こる化学反応と、それに伴うエネルギー変換のことで、食べ物が消化吸収されてエネルギーになる過程や、脂肪が分解されてエネルギーになる過程なども代謝です。

カロリー制限に加えて第2段階では、1週間に35キロ歩き、毎日日記をつけることなどが課されました。この段階で2人が脱落しています。

第3段階は3か月で、被験者は4つのグループに分けられ、グループごとにカロリーや栄養素の異なるリハビリテーション食を与えられました。

第4段階は2か月で、食べる内容やカロリーに制限はないものの、生理学的・心理学的状態は引き続き観察されました。第2段階で脱落した2人のほかに、分析に使用しなかったデータが2人分あり、最終的に32人のデータが分析されました。

あなたは、この実験で何が起こったと思いますか？

生理学的には、すなわち体の状態としては、当然ながら疲れやすくなり、身体活動量も減りました。さらに、体温、心拍数、呼吸数などが低下し、基礎代謝（体温維持や血液循環、呼吸など、生命活動に最低限必要なエネルギー）が40パーセントも低下しました。実は、この〝基礎代謝の低下〟が、ダイエットすると太るという不都合な真実に関係してくるのですが、これについては第2章で詳しく述べます。

そして、体温が低下したせいで寒気を覚えるようになり、夏でも毛布を重ねないと眠れないほどになりました。心臓のポンプ機能が低下して心拍数が減り、拍出量も減って血圧が下がり、手足にむくみが出た人もいます。そのほかにも、髪の毛や皮膚、爪などの状態も悪化し、髪の毛が抜けたり、皮膚がボロボロになったり、爪が割れたりしました。一言で言えば、生命活動全般が低下したのです。

心理的には、ほとんどの被験者が精神的に重度の苦痛を感じ、抑うつ的になりました。自傷行為をする人も出て、その中の一人は、本人にも事故か故意かはっきりわからないそうですが、なんと、斧で手の指を3本切断してしまいました。すべての参加者が、飢餓期間とリハビリ期間の両方で、食べ物のことばかりを考えるようになり、むちゃ食い（摂食障害などで見られる食べ方。満腹で気持ち悪くなるまで食べる、空腹でないのに食べる、ものすごい速さで食べる、など）が出現し、性的な関心などは大幅に低下。理解力や集中力、判断力なども低下し、孤立し、ひきこもり状態になっていったのです。

この飢餓実験で行われた、25パーセント体重を失うとは、80キロの人が60キロに、60キロの人が45キロになることです。体重を減らす期間や方法は異なるにしても、ダイエットでこの程度の目標を掲げるケースは稀ではないでしょう。ダイエットをするほとんどの人は、単に体重を減らすだけだと思っているでしょうけれど、私たちの心身はそんなに単純なものではありません。体重を減らすとは、心身を飢餓状態に陥らせることであり、その結果は、時に取り返しのつかないものになるのです。

3　糖質制限、ダイエットピル、腸内洗浄と、いろいろあるけれど

ダイエットとは、いったい何を意味するのか

「太っている」「やせている」の定義を見たところで、次に、ダイエットとはそもそも何を意味するのかを、はっきりさせておきましょう。

あなたは、「ダイエット」とは、どんなことだと思いますか？

こう聞かれたら、おそらく多くの人は、「体重を減らすこと」と答えるのではないでしょ

うか。

冒頭でご紹介したミネアポリスの実験では、ダイエットとは「体重を減らすために食べ方を変えること」であり、不健康な体重コントロールと区別していました。ただしこれは、より過激な行為を抽出するために、「不健康な体重コントロール」を「ダイエット」と分けたのです。

医学的には、ダイエットとは「体重を低下させようとして、意識的に、カロリー摂取量を減らそうと、試みること」と、多くの場合定義されます。

体重を低下させようとして：健康のためであれ、美容のためであれ、体重を減らすことが目的です。
意識的に：自分で意識して行う行為であり、無意識にやせることとは異なります。
カロリー摂取量を減らそうと：体重を低下させる方法は、運動やサウナなどでカロリーを消費しようとするのではなく、摂取カロリーを減らすことです。ただし、運動などを併用する場合もあります。また、ミネアポリスの実験では「不健康な体重コントロール」に含まれていた項目（絶食、ほんの少ししか食べない、ダイエット食品やダイエットドリンクの使用、食事を抜かす、より多く喫煙する、ダイエットピルの使用、嘔吐する、下剤の使用、利尿剤の使用）も、摂取カロリーを減らすための行為ですから、ダイエットに含まれます。ただし、ダイエットする人が最もこだわるのは、たとえば「朝は野菜ジュースだけ、昼はサラダと肉、夜は何も食べない」というように、何をどれだけ、どのように食べるかです。

試みること：試みたこと自体がダイエットであり、実際に体重が低下したかどうかは関係ありません。ダイエットのほとんどは、一時的な体重低下に終わります。

ポイントは、「試みたこと自体がダイエットであり、実際に体重が低下したかどうかは関係ない」という点です。多くの場合、ダイエットは過度な体重減少を目標にするため、食事を抜くような不自然なライフスタイルにならざるを得ません。その結果、一旦は目標体重に到達しても、その状態を続けることができないのです。

それにもかかわらず、膨大な数の人がダイエットに取り組んでいます。そして、「はじめに」でも述べたように、ネットやテレビ、新聞、雑誌などにはダイエットのコマーシャルがあふれ、次々に新しいダイエット法が紹介されています。

世界的権威のある医学雑誌『ザ・ニュー・イングランド・ジャーナル・オブ・メディシン（The New England Journal of Medicine＝ＮＥＪＭ）』の編集長を10年近く務めた、タフツ大学（米国）医学部教授のジェローム・カシラー博士は、１９９８年の同誌年頭所感で次のように述べています。

「多くの米国人が、低カロリー・低脂質食を食べ、ゼロカロリー飲料を飲み、〝太った人の療養所〟とでも言うべきフィットネスクラブに入会し、強迫的に運動し、果ては脂肪吸引したり、抗肥満薬を飲んだりしている。何兆円もがダイエットのために浪費されているこの現状は、非常に嘆かわしいことである」

カシラー博士は、この年頭所感に「減量——呪われた病気——」という、ドキッとするようなタイトルをつけています。というのも、当時米国では、太っているだけで蔑《さげす》まれるという風潮があり、多くの人が過激なダイエットに走りました。その結果、摂食障害に陥って命を落とす、という現実があったのです。ダイエットに用いられた抗肥満薬（ダイエットピル）の多くが、アメリカ食品医薬品局（ＦＤＡ）によって認可されましたが、重篤《じゅうとく》な副作用のあることがわかり、認可の取り消しが続いています。

ダイエットピルには、食欲を抑制するもの、脂肪の吸収を阻害するものなどがありますが、食欲抑制系の多くは中枢神経を刺激して脳を常に緊張した状態にするため不眠や下痢・便秘などを引き起こす、脂肪吸収阻害系は必要な栄養素も排出してしまう、といった生命に関わるような副作用があるのです。

そのため博士は、「糖尿病や高血圧など何らかの合併症がない限り、医師は減量を勧めるべきではない」とし、さらに「医師は学校や職場での肥満に対する蔑みやいじめに対峙《たいじ》すべきである」としています。

その後20年以上を経た今、ダイエットのコマーシャルにあふれた日本は、当時の米国を彷彿とさせる状況にあるのです。

消えては現れる種々のダイエット法

ダイエットは、いわば私たちの心身にとって危険な行為なのですが、それにもかかわらず、これまでに種々のダイエット法が流行っては廃《すた》れ、廃れては流行ってきました。「〇〇ダイエットの〇〇に単語を入れてください」と言われたら、誰でも幾つかは思い浮かぶのではないでしょうか。このようなダイエットを〝ファッド・ダイエット（Fad diets）〟、すなわち一時的流行ダイエットと呼びます。

本書の執筆時点で流行っているのは、酵素ドリンクとファスティング（断食）、あるいは両者の組み合わせです。

酵素ドリンクとは、文字通り酵素が入った飲料のこと。酵素とは、触媒（自分は変化せずに、化学反応の速度を速める）作用のある、タンパク質でできた分子です。私たちの体内には多種多様な酵素があり、代謝の過程で起こるさまざまな化学反応に関わっています。

代謝とは、体内で起こる化学反応とそれに伴うエネルギー変換全般を指します。食べ物を消化吸収してエネルギーに変えることも代謝ですし、エネルギーを使って生命活動に必要な物質、各種の細胞やホルモンなど、さらには酵素自体を作るのも代謝です。

また、酵素は動物の体内にあるだけでなく、生野菜、果物、発酵食品などにも多く含まれています。そこで、これらの食品を使ったドリンク剤で体の外から酵素を補い、代謝を高めてダイエット効果をあげようというのが、酵素ダイエットです。酵素ダイエットでは多くの場合、通常の食事に加えて酵素ドリンクを飲むのではなく、食事を抜いてその代わりに酵素ドリンクを飲む方法が採られるようです。

もちろん、酵素ドリンクを飲む、飲まないにかかわらず、食事を抜くのは逆効果。食事を抜くとかえって太ってしまうことは、ミネアポリスの実験結果が示す通りです（そのメカニズムについては、第2章で詳しく述べます）。では、酵素ドリンクそのものには、ダイエット効果があるのでしょうか？

　この疑問にメスを入れたのが、２０１８年11月18日放送のＴＢＳ系の番組『林先生が驚く初耳学！』でした。番組では同じゼリーを二つ用意して、一つを市販の酵素ドリンクに、もう一つを生搾りのキウイフルーツジュースに、それぞれ数時間浸しておきました。その結果、生ジュースに浸したゼリーは、キウイフルーツに含まれる酵素の働きでドロドロに溶けていたのに対して、市販の酵素ドリンクに浸したゼリーは、ほとんど変化していなかったのです。

　なぜかというと、酵素は熱に弱く、60度程度で不活化、すなわち死んでしまうのですが、市販の飲料は食品衛生法によって、65度以上で（または85度以上でより短い時間）殺菌しないと販売できないからです。食品衛生法の基準を守って市販されている酵素ドリンクは、酵素が不活化していて働かないのが当然なのです。

　しかも、たとえ生きた状態の酵素、たとえばキウイフルーツジュースを飲んだとしても、酵素が酵素としてそのまま働くわけではありません。酵素はタンパク質でできているため、タンパク質からできた肉や魚と同様に、消化の過程でバラバラに分解されて、タンパク質よりも小さいアミノ酸になって吸収されるからです。

「ファスティング（断食）」は、短期的には減量効果があるので、非常に厄介です。

宗教的な行為としての断食、たとえばイスラム教におけるラマダンなどは、ダイエットではありませんし、医学が口を挟むべきことでもありません。しかし、ダイエットとしての断食は、医学的には、とんでもなく危険な行為と言わざるを得ません。「断食」という言葉の厳しいイメージを、「ファスティング」という外国語に言い換えて和らげ、「内臓を休ませることで、ほかの臓器にエネルギーを回す」「デトックスできる」などと謳《うた》っていますが、決して体に優しい行為ではないのです。本来、修行なのですから。

確かに、断食などのストレスをかけると、私たちの体はそれに反発して、一時的に免疫力などが高まることが知られています。しかし、ストレスをかけ続けると、深刻な疲労状態に陥って死に至ることは、古くから知られている事実です。免疫系、神経系、内分泌系など、体の恒常性を保つための重要な働きが障害されてしまうのです。

さらに断食は、当然ですが、中断しないと死に至ります。したがって、どこかの時点で中断するわけですが、中断すればほとんどの場合リバウンドします。それは、食事を1食抜くとか1日抜くといった〝プチ断食〟でも同様です。ミネソタ飢餓実験で報告されたように、「食べない」どころか「少ししか食べない」状態でも、人は食べ物のことばかりを考えるようになり、食欲をセーブできなくなるのです。

その結果、食べすぎてしまい、リバウンドして、また断食を始めます。このようにして、断食による体重減少とリバウンドを繰り返すと、体がどんどん太りやすい体質になっていきますし、過食症などの摂食障害を発症するリスクも高まります。さらに、心筋梗塞を発症するリスクや死亡率が上がるという報告まであるのです。

長い歴史のある、厄介なダイエット法「腸内洗浄」

もう一つ、非常に厄介なダイエットに「腸内洗浄」があります。腸内洗浄も、実施した直後は体重が減ったように見えるのですが、それは一時的なもので、しかもとても危険です。

腸内洗浄とは本来、大腸内視鏡検査の際に、腸の壁面をしっかり見ることができるように、術前処理として、便が残らないように腸内をきれいにすることです。通常は1～2リットルの下剤を服用して便を出しますが、場合によっては肛門から管を挿入し、生理食塩水などを注入して、腸内に残った便を強制的に排出させることもあります。大腸内視鏡検査は、このような術前処理が必要なため、体への負担が大きく、体力のある人にしか実施できません。

ところが、代替医療やダイエット法として、腸内洗浄を行う人たちがいます。肛門に管を挿入し、水やコーヒー、石鹸水などを注入し、大腸内の便を強制的に排出させるのです。代替医療では「さまざまな慢性疾患やがんに効果がある」と謳っていますし、ダイエット法としては「宿便を排出することでやせるだけでなく、便秘解消、新陳代謝アップなどの効果がある」としています。しかし、代替医療にせよダイエットにせよ、腸内洗浄にそのような効果はありません。

そもそも、一般的に言うところの「宿便」自体が、医学的には誤りであり、存在しません。一般的には、宿便とは「腸の襞《ひだ》の奥に入り込み、ヘドロのようにこびりついてしまった便」を指すようです。しかし、腸は常に蠕動《ぜんどう》運動をしていますし、腸壁自体も新陳代謝を繰り返していて、表面の細胞は数日で生まれ変わるとされています。したがって、腸の襞の形は常に変わり続け、表面は剥《は》がれ落ち続けているわけで、便がこびりついてそのままになるなどということは、ありえないのです。

とはいえ、便秘によって便が腸に溜まってしまうことはあり、この場合は「滞留便」と呼びます。長時間にわたって腸内に便が滞留すると、悪玉菌が増えたり、ガスが溜まったりして、腸内環境が悪化するのは事実ですし、この場合は腸内洗浄をすれば便秘は解消します。ただし、解消するのはあくまでもその時の便秘であって、規則正しい生活を送り、食物繊維や水分をたくさん摂ったりしなければ、根本的に便秘を解消することはできません。それどころか、腸内洗浄を繰り返せば、自力で排便する能力が低下して、かえって便秘を悪化させてしまったり、逆に腸粘膜が過敏になって、頻繁に便意を催すようになってしまったりすることがあるのです。

　歴史的には、古代ギリシア時代から、「不完全な消化による食べ物の残りカス」すなわち腸内に溜まった老廃物が体を毒する、という考え自体はありました。〝医学の父〟と称される古代ギリシアの医師ヒポクラテス（ＢＣ４６０年頃～３７０年頃）や、その功績を継いで後の西洋医学に多大な影響を与えた、古代ローマ帝国時代のギリシアの医師ガレノス（１２９年頃～２００年頃）の唱えた「自家中毒」がそれです。ヒポクラテスやガレノスは、この自家中毒によって、さまざまな病気が引き起こされると考えたのです。

　ただし、ここでいう自家中毒と、現在の自家中毒は異なります。現在、自家中毒と呼ぶのは、血液中のアセトンという物質が増えて起こる、アセトン血性嘔吐《おうと》症（周期性嘔吐症）という小児の病気です。ストレスなどによって食事の摂取量が減ると、足りないエネルギーを補うために体脂肪を分解します。その分解過程で発生するアセトンが、血液中に増えることで発症するのではないかと言われていますが、確かなことはまだわかっていません。

話が逸れましたが、腸内の老廃物が病気を引き起こすという考え方は、古代ギリシア・ローマだけでなく世界中にあり、シュメール（メソポタミア南部、現在のイラクの辺り）、エジプト、インド、中国などの伝統医学では、浣腸《かんちょう》が重要な位置を占めていました。

ギリシア・ローマの医学を受け継いだヨーロッパでは、19世紀になっても腸内の老廃物がさまざまな病気を引き起こすと考えられていて、その治療法として腸内洗浄が広まりました。しかし20世紀の初めには、医学的に根拠がなく、しかも危険だというので、腸内洗浄は下火になりました。

ところがまもなく、腸内洗浄は喘息《ぜんそく》や関節炎など種々の慢性疾患、あるいはアルコール依存症などの精神疾患に効くと喧伝されて、代替医療として息を吹き返したのです。特に、１９２０年代末にコーヒー浣腸（コーヒーによる腸内洗浄）ががんに効くと言われ始めてからは、根強い支持を得ています。その結果、いまだに自費診療としてコーヒー浣腸を実施する医師もいますし、自分でできる器具も売られています。

　では、実際にはどうかというと、コーヒー浣腸は危険だと言わざるを得ません。コーヒー浣腸によって電解質バランスが崩れて死亡した例や、複数の菌に感染して敗血症を起こして死亡した例、アメーバ症（アメーバ赤痢）に集団感染した例などがあるのです。電解質とは、血液など体内の液体の中で電荷を帯びる、ナトリウムやカリウムなどのミネラルです。

　アメリカ食品医薬品局もがん治療法として認めていませんし、米国医師会発行の国際的な医学雑誌『ジャーナル・オブ・ジ・アメリカン・メディカル・アソシエーション（The Journal of the American Medical Association＝ＪＡＭＡ）』にも、「科学的根拠がなく、病態生理学的にも間違っている」との批判が寄せられています。「病態生理学的に」とは、症状や病気が起こる仕組みに照らし合わせて、という意味。要するに、がんを発症する仕組みに照らし合わせれば、コーヒー浣腸に予防や治療の効果はない、ということです。

　医療としては、腸内洗浄は効果がないどころか命を落とす危険さえあるわけですが、目的がダイエットのためであっても、その危険性はまったく同じです。もちろん、水でもコーヒーでも石鹸水でも、医師が行っても自分で行っても、危険な行為であることに変わりはありません。

それにもかかわらず、摂食障害の患者さんの中には、器具を購入して自分で繰り返し腸内洗浄をしたり、繰り返し浣腸をしたりする人がいます。実施した直後は体重が減ったように見えるため、やめられないようですが、体重が減るのは、体に必要不可欠な体液が失われたことによるもの。「やせた」のではなく、「脱水」を起こしているのであって、とても危険なのです。

さらに、先に述べたような電解質異常や敗血症などを引き起こす危険性もありますし、器具で腸が傷ついて大出血を起こすこともあります。長期間続けると、電解質異常によって慢性間質性腎炎（腎臓の尿細管とその周囲の組織の慢性的な炎症）を起こし、腎機能が低下して、人工透析が必要になることもあります。

糖質制限（低炭水化物）は有効か？

糖質制限も、腸内洗浄ほどではありませんが、古くからあるダイエット法です。糖質制限は「低炭水化物ダイエット」「ローカーボ・ダイエット」などとも呼ばれ、糖質の摂取量を減らし、その代わりにタンパク質と脂肪を摂る食事法です。

糖質制限についてはさまざまな人が言及していて、古いところでは、美食家で知られるフランスの法律家ジャン・アンテルム・ブリア＝サヴァランも、その一人です。彼は１８２５年に出版した著書『美味礼讃』の中で、「肥満の原因は穀物やデンプンの豊富な食物であり、これらを制限すれば肥満を防げる」とし、肉を食べることを勧めています。

さらに、イギリス王室御用達の葬儀屋ウィリアム・バンティングは、１８６３年にロンドンで出版した著書『市民にあてた、肥満についての書簡』で、パン、バター、牛乳、砂糖、ビール、ジャガイモを避け、その代わりに豚肉以外の肉、魚、野菜、果物、シェリー酒などをたっぷり摂る、糖質制限の食事法を推奨（当時はバターと豚肉にもデンプンが入っていると考えられていたそうです）。これで46ポンド（約20キロ）やせた自らの体験を公表し、後世に多大な影響を与えました。

ちなみに炭水化物とは、糖質と食物繊維からなるものの総称で、体に吸収されてエネルギー源になるのは糖質。食物繊維は消化吸収されず、エネルギーになりません。つまり、カロリーはありません。デンプンは糖質の一種で、糖質にはほかにオリゴ糖、糖アルコール（キシリトール、マルチトールなど）、グリコーゲンなどが含まれます。したがって、カロリー制限のために炭水化物を減らすとは、炭水化物に含まれる糖質を減らすことを意味します。

では、砂糖などの糖類は、糖質と違うのでしょうか、それとも同じなのでしょうか？　糖類とは、糖質のうち一つの分子だけでできている単糖類と、二つの分子でできている二糖類のことで、それより多くの分子でできている多糖類と分けているのです。単糖類にはブドウ糖、果糖、ガラクトースなどがあり、二糖類にはショ糖（砂糖）、乳糖、麦芽糖などがあります。概念としては、大きなくくりから小さなくくりへ「炭水化物＞糖質＞糖類」となります。

注意しなければいけないのは、バンティングの糖質制限は太りすぎを解消するための、医師の指示に基づく〝食事療法〟だったことです。彼は、糖質制限前は身長１６５センチ体重92キロで、靴紐を結ぶために前屈みになるのも、階段を上り下りするのも一苦労という状態。階段を下りる時は、足首と膝に負担がかからないように、後ろ向きにそっと下りなければなりませんでした。そのような苦しい状態を解消しようと、医師のアドバイスに従って、ボート漕ぎ、海水浴、ウォーキング、乗馬、トルコ式風呂、下剤の服用などをし、何年間かで20回ほどドックに入ったものの、これらの方法では6ポンド（約２・７キロ）以上やせることはできなかったそうです。

１６５センチ92キロとは、ＢＭＩ33・７９であり、日本の基準では肥満２度、ＷＨＯの基準でも肥満１度に相当します。決して自己流に行った〝美容のためのダイエット〟ではないのです。

糖質制限はその後も微妙に形を変えながら、連綿と受け継がれてきましたが、１９７２年に米国の医師ロバート・アトキンス博士が出版した『アトキンス博士のローカーボ（低炭水化物）ダイエット』が、世界的ベストセラーとなり、一気に広まります。その中で提唱された〝アトキンス・ダイエット〟とは、炭水化物、デンプン、糖類の摂取を極力控え、タンパク質と脂肪をたっぷり摂る食事法です。

以来、糖質制限はダイエットの定番とも言える位置を占め、医師の中にも「糖質制限によって肥満を防ぎ、糖尿病をはじめとするさまざまな病気を予防し、老化を遅らせることができる」と言う人たちがいます。特に、糖尿病に対する食事療法として、糖質制限を推奨する医師が多いようです。

しかし、最近のシステマティックレビュー（類似する内容の研究を集めて一定の基準で評価したもの）によれば、糖質制限は必ずしも糖尿病に対して有効とは言えないようです。

「短期的に緩やかに糖質制限を行うことは有効だが、長期的には不明である」とした報告や、「有効ではない」「３か月間では有効だが、６か月、12か月、24か月といった長期では有効ではない」といった報告があるのです。また、「実生活で糖質制限を続けられる患者はおらず、糖質制限の食事療法は非現実的」という指摘もあります。

しかも、極端な糖質制限は体に悪いことが、２０１８年に米国で行われた、45～64歳の約１万５０００人を対象とした調査で、明らかになっているのです。この調査では、炭水化物の摂取割合別に亡くなった人を出していますが、もっとも死亡率（ハザード比 ※１０１ページ参照）が低かったのが、総摂取カロリーのうち50～55パーセントを炭水化物から摂った人たちでした。それよりも炭水化物の摂取量が低かった人たちも、高かった人たちも死亡率が高く、グラフはU字型でした（図１-１）。そして、炭水化物の摂取割合が低かった人たちの方が、炭水化物の摂取割合が高かった人たちよりも、死亡率が高かったのです。

美容目的のダイエットでは、医療で行う食事療法よりも、はるかに過激な糖質制限が行われることが往々にしてあります。その一つが「ケトジェニックダイエット（ケトダイエット）」で、ケトダイエットでは、糖質を１日の摂取カロリーの５～10パーセントに抑えるこ

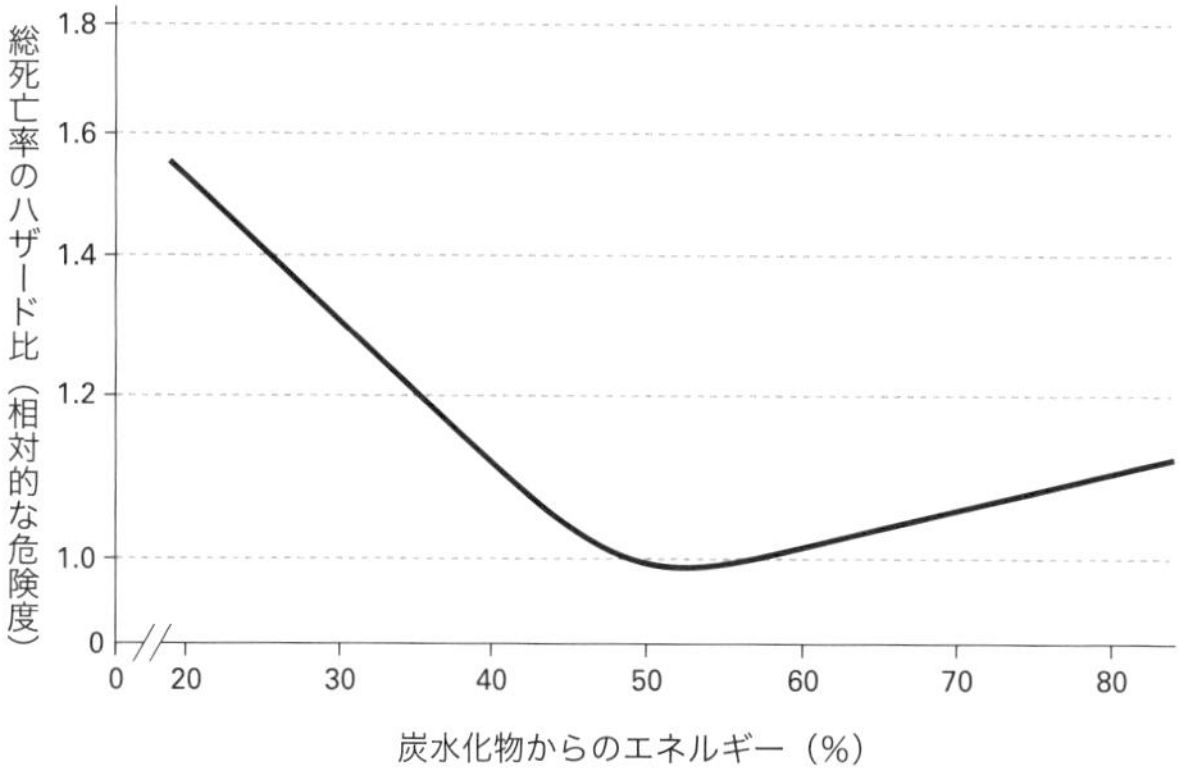

出典）Seidelmann SB, et al.: Dietary carbohydrate intake and mortality: a prospective cohort study and meta-analysis. Lancet Public Health, 3:e419-e428, 2018.

図1-1　総摂取カロリーに占める炭水化物の割合と総死亡率

とが推奨されています。

私たちの体は通常、糖質を分解して作られるブドウ糖（グルコース）を主なエネルギーにしています。ところが、糖質が極度に不足した状態になると、体は脂肪を分解して「ケトン体」という物質を作り、エネルギー源にするようになります。この状態を「ケトーシス」と呼びますが、ケトーシス状態になると体に蓄積された脂肪が燃焼して、やせていくのです。

一見すると合理的なようですが、ケトダイエットでは大量の脂肪とタンパク質を代謝するため、肝臓と腎臓に非常に大きな負担がかかります。また、タンパク質と脂肪ばかりを摂ることで、悪玉コレステロールが溜まり、動脈硬化に陥り、心筋梗塞や脳梗塞が増えたという報告もあります。

やせたはいいけれど、病気になってしまったのでは、なんのためのダイエットかわかりません。先のデータにもあったように、総摂取カロリーの半分程度を糖質から摂るのが、最も体にいいバランスなのです。

第2章

誰も言わなかった、ダイエットの落とし穴！

1　ダイエットしたのに、なぜ太る？

ダイエットすると太る４つの理由

ミネソタ大学のニューマーク‐ステイナー博士が、ミネアポリス近郊の中高生１９０２人を10年間にわたって追跡調査した結果は、「ダイエットすると太る」というものでした。この調査では、ダイエット（体重を減らすために食べ方を変えること）と、不健康な体重コントロール（絶食、ほんの少ししか食べない、ダイエット食品やダイエットドリンクの使用、食事を抜かす、より多く喫煙する、ダイエットピルの使用、嘔吐する、下剤の使用、利尿剤の使用）を分けていましたが、どれも続けるとＢＭＩが上昇する、すなわち太るのは、先に見た通りです。では、いったいなぜ、ダイエットすると太るのでしょうか？

ニューマーク‐ステイナー博士は、その理由として、以下の４点を挙げています。

①ダイエットが、ごく短期間の行動であること。

バランスのとれた体、あるいは適正体重になるには、規則正しい生活を心がけ、毎日朝食を摂り、野菜や果物をしっかり食べ、運動を続けるといった、地道で長期的なライフスタイル変更が必要であるのに、性急に結果を求める。

②「ダイエッティングサイクル」に、はまり込んでしまうこと。

「ほんの少ししか食べない」「食事を抜かす」といった無理なダイエットによって飢餓状態に陥り、強い空腹感に苛まれて耐えきれずに食べ、食べ始めると食べすぎてしまう。すると今度は「ダイエットに失敗した」と意気消沈し、再び無理なダイエットに励む。このような負のサイクルが生じ、抜け出せなくなる。

③食欲をコントロールできなくなること。

自然に感じる空腹と満腹のサイン（生理的コントロール）に従わず、意志によって食欲を抑え付けていると、食べ物を口にしたとたん止まらなくなるなど、かえって食欲をコントロールできなくなる。

④太りやすい体質になること。

ダイエットによって摂取カロリーが低下すると、体は代謝を低下させて、少ないエネルギーで生命を維持しようとする。すると、エネルギー消費量が減って、太りやすくなる。さらに、ダイエットをすると脂肪細胞の数が増える。

①と②は、短期間で目に見える成果をあげようとして、「食事を抜かす」など無理なダイエットをし、その結果ダイエッティングサイクルにはまり込み、再び短期間の無理なダイエットをするという、表裏一体の関係にあります。第３章で詳しく述べますが、「ダイエット」の本質は、いわば命知らずの突撃行為であり、穏やかな長期戦である「ライフスタイル変更」とは、似て非なるものなのです。

③食欲のコントロールができなくなることと、④太りやすい体質になることは、ダイエッティングサイクルにはまり込む原因でもあり結果でもあります。そして、この２点こそが、「ダイエットすると太る」というパラドックスの、謎を解く鍵でもあります。

では、「食欲のコントロールができなくなる」「太りやすい体質になる」とは、どのようなことなのでしょうか？　そのメカニズムを、最新の医学データに基づいて見ていくことにしましょう。

意志で食欲をコントロールすることはできない

食欲は、それがなければ生命を維持できない、最も重要な欲求の一つです。それにもかかわらず、「食べたい」という欲求を、私たちは意志で抑え込み、体重を減らそうとします。「人には意志の力があるのだから、できるはずだ」と。実際に、少しの間であれば、意志の力で生理的欲求に打ち勝つことができます。

しかし、睡眠不足が何日も続けば頭が朦朧《もうろう》としてきて、ある瞬間にガクンと眠りに落ちてしまうように、ほんの少ししか食べない状態が何日も続けば、ある瞬間に食べ物を口にしたとたん止まらなくなってしまう、ということが起こります。

この「ダイエットによって脱抑制に陥る」、言い換えれば「食欲をコントロールしようとすることで、かえって食欲をコントロールできなくなる」ことは、トロント大学（カナダ）名誉教授のジャネット・ポリヴィ博士と、同大学名誉教授のＣ・ピーター・ハーマンが１９８５年に発表して以来、多くの研究がなされてきました。生理的な空腹・満腹のサインに従わず、意志によって食欲をコントロールしようとすると、体に備わった正常なコントロール機能がうまく働かなくなってしまうこと、そして摂食障害を発症するリスクが高まることがわかってきたのです。

ではいったいなぜ、食欲を意志でコントロールしようとすると、体に備わった正常なコントロール機能がうまく働かなくなるのでしょうか？　まずは、空腹と満腹を感じる仕組みから見ていきましょう。

あなたは、どのような仕組みで、空腹や満腹を感じると思いますか？　実感に基づいて素直に考えれば、胃が空になって収縮すると、その情報が脳に伝わって空腹感を覚え、食べ物が入って胃が膨張すると、今度はその情報が脳に伝わって満腹感を覚える、ということではないでしょうか。実は、これは一面では正しく、一面では間違っています。

末梢神経（脳・脊髄《せきずい》以外の神経）の情報が、中枢神経（脳・脊髄）に伝わって、空腹感や満腹感が生じるという意味では、正しいのです。ところが、胃がなければ空腹感や満腹感が生じないかというと、そうではありません。胃を全摘出した人でも食事をすれば満腹感を得られることや、絶食状態でも血液中にグルコース（ブドウ糖）を投与すると空腹感が消えることが、これまでの研究でわかっているのです。

空腹感と満腹感が生じる仕組みは、思いのほか複雑かつ精緻《せいち》であり、体内のさまざまな物質がさまざまな経路で関わっていることが、近年ようやく解明されつつあります。

たとえば、私たちは食事時になるとおなかが空きます。「腹時計」という言葉もあるくらいで、時計を見なくても、おなかの空き具合で「もうすぐお昼だ」とわかったりするわけです。ところが、お昼ご飯を食べそびれてしまうと、いつの間にか空腹感が消えています。胃袋は空っぽのままなのに、どうして空腹感が消えるのでしょうか？

　これには、ホルモンの一種「グレリン」という物質が関わっています。ホルモンとは、特定の器官の働きを調節するための、情報伝達を担う物質です。

　グレリンは、空腹になると胃から分泌されます。すると、グレリンが分泌されたことで「空腹だ」という情報を受け取った私たちの脳は、「おなかが空いた」と空腹感を覚え、「何か食べよう」と摂食行動を促します。そして、私たちが何か食べると、グレリンの分泌量が減って、空腹感はおさまります。しかし、何も食べなくても、食事時が過ぎるとグレリンの分泌量が減っていくのです。この、時間が経つと自然にグレリンの分泌量が減る仕組みによって、私たちはいつまでも空腹を感じ続けずに済むわけです。

　ただし、グレリンの分泌量は、夕食の時刻が近づくと再び増加します。「おなかが空いていたことを思い出した」状態になるわけで、こうなると当然のことながら、私たちは再び空腹感を覚え、何か食べるものはないかとあちこち探し回ることになります。

なぜこのようなことが起こるかというと、グレリンは実際に空腹かどうかではなく、毎日の食事のタイミングに合わせて、分泌量が増減するからです。規則正しい生活を送っている人は、毎日ほぼ同じ時刻に食事をしますから、空腹になる時刻や満腹になる時刻も毎日ほぼ同じです。このリズムが脳に刻まれて、グレリンの分泌量にパターンができるのです。

実際に長崎大学の研究では、不規則な食生活を送っていた人が、2週間にわたって毎日同じ時刻に食事を摂ると、グレリンの増減がその時刻に合ったパターンを示すようになることが、明らかになっています。ということは、食事を抜かす、絶食する、ほんの少ししか食べないなど不規則な食生活を送っていると、グレリン分泌のパターンが乱れて、空腹感と満腹感をうまく感じられなくなる、ということでもあります。

私たちは、自分の意思で3度の食事をしているように思っていますが、実はグレリンに操られていると言った方がいいのかもしれません。グレリンは、食事時になると分泌量が増え、それを過ぎると分泌量が減ることによって、私たちに空腹感と満腹感を生じさせ、食事のタイミングをコントロールしているのです。

空腹を感じる仕組みと飢餓反応

グレリンによって空腹感が生じる仕組みを、もう少し詳しく見ていきましょう。

グレリンは、胃の内分泌細胞から分泌され、迷走神経の末端にあるグレリン受容体に結合します。内分泌細胞とは、ホルモンを分泌するための細胞です。

迷走神経とは、脳に端を発して胸部や腹部の内臓にまで分布する、代表的な副交感神経です。非常に複雑な経路を辿《たど》るので、この名前がつきました。副交感神経は、意識や意思とは関係なく作用する自律神経の一種で、主にリラックスした時に働きます。それに対して、主に緊張した時に働く自律神経が交感神経です。

受容体は、細胞にある小さな構造です。ホルモンなどの情報伝達を担う物質のうち、特定の物質とだけ結合して、その物質から受け取った情報を電気信号に変換します。神経は電気信号によって情報を伝達しますから、受容体の働きによって、物質の情報が神経を介して伝達できるようになるのです。グレリン受容体は、数ある物質のうち、グレリンと結合する受容体です。

「グレリンが分泌された」という情報は、こうして電気信号に変換され、迷走神経を経て、延髄の孤束核《こそくかく》という部位に伝達されます。延髄は脳のなかで最も脊髄に近い位置にあり、生命維持に欠かせない呼吸や血圧などの調節機能を担っています。

延髄の孤束核に伝達された情報は、ここで神経を換えて、脳の視床下部の弓状核という部分にある「ニューロペプチドY／アグーチ関連ペプチド（neuropeptide Y / agouti-related peptide＝NPY / AgRP）ニューロン」へと伝達されます。ニューロンとは脳の神経細胞のことです。

視床下部は脳の奥にある小さな部位で、食欲の中枢であると同時に、睡眠、性行動、攻撃行動などの中枢でもあり、自律神経や内分泌機能をコントロールする働きも担っています（図2-1）。進化の過程の早い段階でできた〝古い脳〟であり、人だけでなく哺乳類にはみんな同様の仕組みがあります。そして、視床下部の中でも特に摂食を制御しているのが、弓状核のNPY / AgRPニューロンと、後で出てくる「プロオピオメラノコルチン／コカイン・アンフェタミン調節転写産物（proopiomelanocortin / cocaine-and amphetamine-regulated transcript＝POMC / CART）ニューロン」です。

NPY / AgRPニューロンは、視床下部の中にある室傍核《しつぼうかく》という部分につながっていて、軸索の末端からNPYとAgRPという神経伝達物質を放出します。神経伝達物質とは、ニューロンからニューロンへと情報を伝達する物質で、軸索の先端から放出され、別のニューロンの樹状突起にある受容体と結合します（図2-2）。NPYもAgRPも摂食行動を促す物

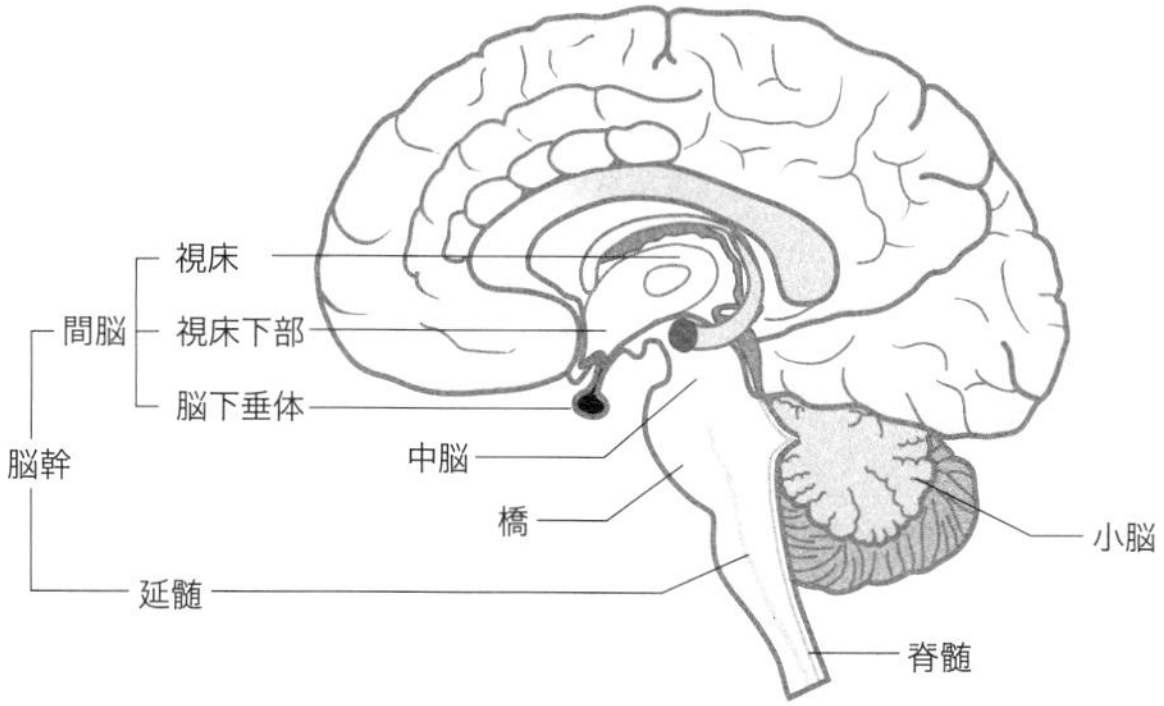

図２-１　脳の構造

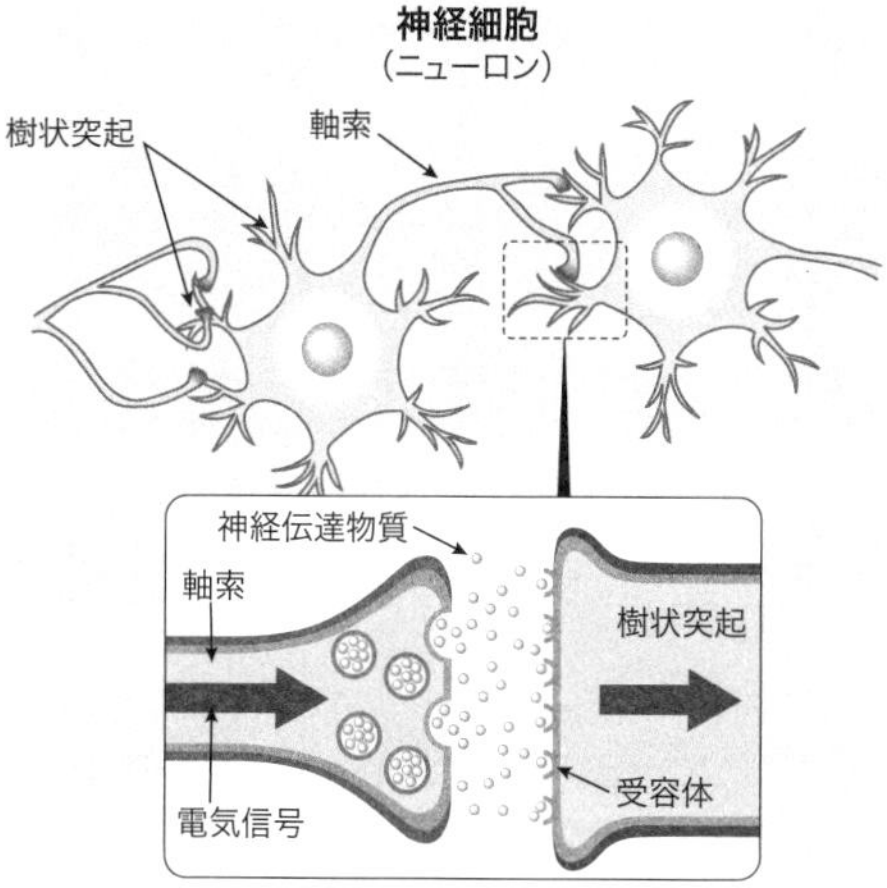

図２-２　ニューロンと神経伝達物質

質ですから、ここではNPYについて見ていきます。

NPYが室傍核のニューロンの受容体に結合すると、それが〝飢餓信号〟となって、延髄の網様体《もうようたい》神経細胞（ニューロン）を活性化させます。網様体は、生命維持に必要なさまざまな機能の制御に関わっていて、ニューロンが絡まった網目状の構造をしているために、この名前がつけられました。神経が活性化するとは、神経細胞の電気的活動が活発になり、伝達される電気信号が増加することを意味します。

活性化した網様体神経細胞は、ガンマアミノ酪酸《らくさん》（gamma-aminobutyric acid＝GABA）という神経伝達物質を放出して、交感神経と運動神経に信号を送り、それらを制御します。交感神経を抑制してエネルギー消費を節約し、運動神経に咀嚼《そしゃく》リズム信号を送ってエネルギー摂取を促進するのです。

エネルギーの節約と摂取という「飢餓反応」において、網様体が交感神経と運動神経を同時に制御していることは、２０１７年に名古屋大学の研究グループが解明したのですが、これは非常な驚きをもって迎えられました。というのも、交感神経は自律神経の一種であり、意識や意思とは関係なく働きます。それに対して運動神経は、意思によって働きます。本来は脳の異なる神経回路で制御されている二つの神経系が、飢餓時には網様体という同じ領域で制御されることがわかったからです。

このことは飢餓反応、言い換えれば「体内にエネルギーを蓄えて生き残るための反応」が、生物としての人類にとって特別な、急を要する重要なシステムであることを物語っているのではないでしょうか。

話が逸れましたが、具体的には、交感神経を抑制することで、「褐色脂肪組織」という熱を作り出す能力のある特殊な脂肪組織（脂肪細胞が結合した組織）の働きを抑え、エネルギー消費を節約します。ミネソタ飢餓実験で被験者が夏でも毛布を重ねないと眠れないほど寒がったのも、過度のダイエットによって低体温症になることがあるのも、このためです。褐色脂肪組織の働きが低下して熱が作られなくなり、体温が低下したのです。

咀嚼リズム信号とは、咀嚼すなわち噛むことを促す信号で、摂食に関わる運動神経にこの信号が送られると、咀嚼運動が引き起こされて、食べる量が増加します。つまり、口に何か入れて食べたいという欲求が高まって、目の前に食べ物があればそれを食べる。なければ冷蔵庫や戸棚をあさって何か食べる、という行動が引き起こされるのです。

血糖値による満腹・空腹の仕組み

グレリンは、食事時になると分泌量が増え、それを過ぎると減ることで、食事のタイミングをコントロールしています。空腹感と摂食行動を数時間単位でコントロールする仕組みですが、私たちの体内には、分〜時単位でコントロールする仕組みもあれば、日単位でコントロールする仕組みもあります。

たとえば、「インスリン」や「グルカゴン様ペプチド-1（glucagon-like peptide-1＝GLP-1）」は分〜時単位で、「レプチン」は日単位でエネルギーの過不足を脳に伝え、空腹感と摂食行動をコントロールします。

先に、「絶食状態でも、血液中にグルコース（ブドウ糖）を投与すると、空腹感が消える」と記したのを覚えているでしょうか。このことは、空腹感と満腹感は、血糖値（血液中のグルコース濃度）によってもコントロールされていることを示しています。

血糖値は、食事をして30分ほど経つと上がります。消化吸収が進んで、糖質を分解してできたグルコースが血液中に取り込まれたためで、この時私たちは満腹感を覚えるのです。逆に血糖値が下がると、私たちは空腹感を覚えます。この、血糖値の調節を担っているのが、インスリンです。

インスリンは、ご存じの方も多いと思いますが、膵臓《すいぞう》から分泌されるホルモンの一種です。食事をして血糖値が上がると、やはりホルモンの一種であるGLP-1が小腸から分泌され、栄養素が吸収されたことを膵臓に伝えます。それを受けて膵臓は、インスリンを分泌します。血糖値が高ければ、GLP-1の働きによってインスリンの分泌量が増え、血糖値が低ければインスリンの分泌量は増えません。つまりGLP-1は、血糖値の調節を担うインスリンの量を、調節しているのです。

インスリンは、血糖を肝臓や筋肉などの細胞内に取り込み、貯蔵したり、エネルギーとして利用したりします。インスリンのこの働きによって、上昇した血糖値は、食後２時間程度で元の値に戻ります。

食後２時間ほど経って血糖値が元に戻った時、通常であれば、私たちは満腹でも空腹でもない状態です。ところが、食べたばかりなのに空腹を感じて、「もう少し何か食べようか」となってしまうことがあります。これは、非常に空腹で血糖値が低い時に、ご飯やお菓子のような血糖値を容易に上昇させるものを食べることで起こります。

急激に増加した血糖に対処するために、インスリンが大量に分泌され、インスリンが大量に分泌されたせいで血糖が一気に処理され、血糖値が下がりすぎてしまい、またおなかが空くのです。

　残業をして夜10時ごろ食事をしたら、何か物足りなくて、寝る前にまた食べてしまった、というような状態です。もちろん、ダイエットで血糖値が下がっている時に、空腹に耐えきれずご飯を食べた、という場合も同様。食べても空腹感が消えず、また食べてしまうのです。すると再び血糖値が跳ね上がり、インスリンが大量に分泌されます。

　インスリンは私たちにとって、血糖値を下げる唯一の物質であり、飽食から私たちを守る重要な仕組みだと言われています。しかし、インスリンが分泌されすぎれば、本来の役目を果たせなくなってしまうのです。また、インスリンには血糖をグリコーゲンに変えて肝臓や筋肉に蓄えたり、中性脂肪に変えて脂肪細胞に蓄えたりする働きもあります。要するに、血糖値を下げるといってもそれはやせるためではなく、余った血糖を貯蔵して飢餓に備えたり、血糖を利用して行動したりするための仕組みなのです。

　ところでGLP-1には、インスリンの分泌を促進するだけでなく、ほかにも働きがあります。視床下部に作用して、食欲を低下させるのです。食欲が低下して食べなければ、血糖値は下がりますから、インスリン分泌を促進して血糖値を下げるのと、結果は同じです。そしてGLP-1は、体重が減少すると分泌量が減ります。体重が減った時に食欲を低下させては、もっとやせてしまいますから、分泌量を減らして食欲を回復させ、体重を元に戻そうとするのです。

満腹感をもたらす物質「レプチン」

「レプチン」は脂肪細胞から分泌されるホルモンで、血中レプチン濃度が低い時は空腹感を感じやすく、高い時は満腹感を感じやすくなります。分泌量には大まかな日内変動があり、朝起きた時は低く、朝食を食べると上昇し始め、睡眠中の夜中にピークとなり、その後は下がり続けて朝になります。このような日内変動を繰り返しながら、レプチンは満腹感をもたらして食欲を抑え、脂肪を燃やしてエネルギー消費を促進します。そして、体脂肪量を脳に伝え、その量が一定になるように調節し、肥満から体を守っているのです。

ところが、レプチンのこの働きは脆弱《ぜいじゃく》です。レプチンは脂肪細胞から分泌されますから、太って脂肪組織の量が増えれば、レプチンの分泌量も比例して増えます。満腹感を感じやすくなるはずなのです。ところが、ＢＭＩ（体格指数）と血中レプチン濃度は比例しています。つまり、ＢＭＩの大きい肥満した人ほど、レプチンの血中濃度も高いのです。このことは、レプチンが大量に分泌されていても、肥満を防げないことを意味します。

なぜかというと、肥満するとレプチンの「食欲を抑え、脂肪を燃やす」という働きが、低下してしまうのです。一言で言えば〝効き〟が悪くなるからで、これを「レプチン抵抗性」と言います。このレプチン抵抗性によって、太れば太るほど食欲を抑えられず、脂肪を燃やせなくなるという、悪循環に陥ってしまうのです。

同じような「抵抗性」はインスリンにもあって、肥満が進むとインスリンの効きが悪くなって、血糖値が下がりにくくなります。すると、血糖値を正常に戻すためにより多くのインスリンが必要になり、膵臓が疲弊していきます。その結果、膵臓のインスリン分泌機能が低下して、血糖値が上がり、糖尿病を発症するのです。

話が逸れましたが、レプチンには食欲を抑えてエネルギー消費を促す作用があるため、この物質が発見された当初は、抗肥満薬として使えるのではないかと期待されました。ところが、肥満した人にはレプチンの効きが悪いことがわかり、抗肥満薬としての利用は一旦断念されました。ただし今は、レプチン抵抗性を改善してレプチンの作用を増強する抗肥満薬などが、開発されつつあります。

ここで簡単に、レプチンが脳にどのように作用するかを述べておきましょう。

脂肪細胞で作られて分泌されたレプチンは、血液によって脳に運ばれます。そして、視床下部の中でも特に摂食を制御している弓状核の、「POMC／CARTニューロン」にあるレプチン受容体と結合して、このニューロンを活性化します。すると、満腹感が生じて摂食行動が抑制されます。「ごちそうさま」と、箸を置くわけです。

と同時にレプチンは、グレリンのところで登場した「NPY／AgRPニューロン」にあるレプチン受容体とも結合し、その活動を抑制します。NPY／AgRPニューロンは、「エネルギーを節約し、食物を摂取せよ」という飢餓信号を発する神経細胞ですが、反対の指令をもたらすレプチンを受け入れることができるのです。レプチンがPOMC／CARTニューロンと結合して「これ以上食べるな！」という信号を発しても、NPY／AgRPニューロンから「もっと食べろ！」という信号が出ていたのでは効果がありませんから、レプチンはこれを阻止するのです（図２－３）。

ところで、太るとレプチンの効きが悪くなるわけですが、やせて脂肪組織が少なくなると、何が起こるでしょうか。あなたは、どう思いますか？

その答えは、脂肪組織が消失した「脂肪萎縮症」に見ることができます。

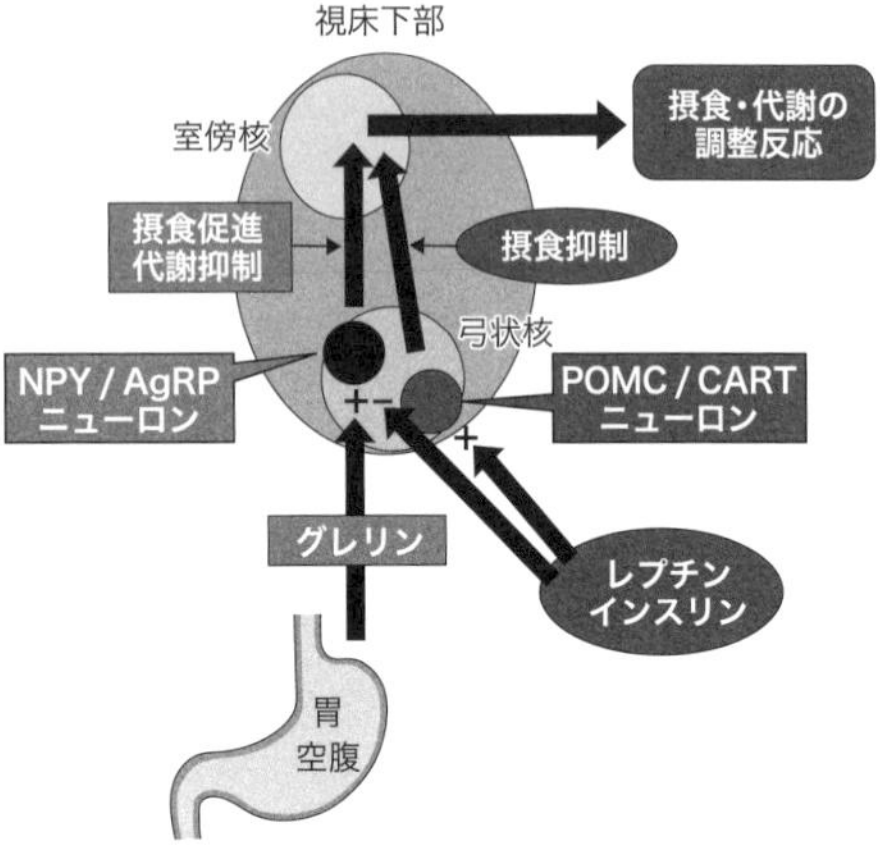

図2-3　レプチン、グレリンなどによる食欲調節

脂肪萎縮症は、全身あるいは部分的に、脂肪組織が消失する病気です。遺伝子異常による先天性の場合と、自己免疫異常による後天性の場合があり、どちらにも全身の脂肪組織が消失する「全身性脂肪萎縮症」と、脚など特定の領域の脂肪組織だけが消失する「部分性脂肪萎縮症」があります。

脂肪組織がないということは、血液中の糖や脂肪を脂肪細胞に蓄えることができない、ということです。したがって、血液中に糖や脂肪があふれた状態となり、糖尿病を発症したり、高中性脂肪血症を発症したりします。さらに、非アルコール性脂肪肝、急性膵炎なども発症します。インスリンの効きも悪くなるため、どんどんインスリンが分泌されて高インスリン血症になり、インスリンの作用で骨格筋や心筋が肥大したりもします。そのほかにも多くの影響があるのですが、摂食行動との関連でいえば、レプチンが分泌されないことが、非常な困難を招きます。

　レプチンが分泌されないために、いくら食べても食欲がおさまらないのです。その激しさは、患者が小児の場合など、食べ物を与えられないと、怒って手がつけられない状態になるほどです。しかし、レプチンを注射すると、このような状態は治ります。そして、レプチンを毎日注射し続けると、血糖値も血中中性脂肪濃度も低下し、脂肪肝なども改善していきます。

　このことからは、やせすぎて脂肪組織が極端に少なくなると、食欲を抑えられなくなる危険性のあることがわかります。脂肪を落としたいと思ってダイエットしたら、脂肪とともにレプチンが減り、食欲が抑えられなくなってしまった。食べすぎて太ったら、レプチンの効きが悪くなって、さらに食欲が抑えられなくなった。食欲をコントロールしようとして、食欲をコントロールできなくなっていくのです。

体中のホルモンが飢餓から私たちを守っている

ここまで、どのような仕組みで食欲がコントロールされているのかを見てきました。空腹感と満腹感、あるいは摂食行動の促進と抑制に、グレリン、インスリン、レプチンなどが大きな役割を果たしていること、その仕組みが非常に精緻で危うい均衡の上に成り立っていることが、おわかりいただけたと思います。

グレリンが放出されると、私たちは空腹を感じ、エネルギーを摂取しようとします。目の前に食べ物があればそれを食べ、なければ戸棚や冷蔵庫をあさったり、コンビニに買いに行ったりして何か食べます。また、グレリンは食事時の前に分泌量が増え、その後分泌量が減ることによって、摂食のタイミングをコントロールしています。ダイエットによって食事が不規則になると、グレリン分泌のリズムが崩れて、空腹感と満腹感がうまく調節できなくなります。

インスリンは血糖値が高くなると放出され、血糖を肝臓や筋肉などの細胞内に取り込み、貯蔵したりエネルギーとして利用したりします。血糖値を安定させるように働くのですが、空腹時に大量にお菓子やご飯を食べたりすると、一気に放出されて血糖値を下げすぎてしまいます。すると、食べたばかりなのにまたおなかが空いて、さらに何か食べることになります。また、太るとインスリンの効きが悪くなり、膵臓からインスリンが大量に放出され、そのことによってさまざまな不調が起こります。

レプチンは満腹感を生じさせて摂食行動を抑制しますが、その働きは脆弱で、太ると大量に放出されるにもかかわらず、効きが悪くなります。満腹感がなかなか得られず、脂肪を燃やしてエネルギーに変える働きも低下するのです。その一方で、やせて脂肪組織が少なくなると、レプチンの分泌量も減り、満腹感が得られにくくなります。コントロールを失って食べ続けた結果、肥満し、さらに満腹感が得られにくくなり、脂肪を燃やす働きも低下するという、負の連鎖に入り込んでしまうのです。

極度に空腹になったり、食事が不規則になったりしなければ、これらの物質は現状維持に働きます。ところが、ダイエットをして脳が「飢餓状態」であると判断すると、エネルギーを節約し蓄える方向へと、スイッチが切り替わります。摂食行動を抑制するはずのインスリンやレプチンでさえ、本来の役割を果たさなくなり、摂食行動を促進する方向へと切り替わるのです。

私たちの摂食行動には、これらの物質のほかにも甲状腺ホルモン、副腎皮質ホルモン、メラニン凝集ホルモンなど、さまざまなホルモンや神経伝達物質が関わっていますが、それらの役割も、基本的には飢餓からの生き残りです。

人類300万年の歴史のうち、299万9900年以上は飢餓との闘いだったといわれています。そのため人の体は、飢餓すなわちエネルギー不足への対処法が発達していて、エネルギー過多への対処法は未発達です。体中のホルモンは、飢餓から生き残れるように用意された防衛装置であり、何とかエネルギーを摂取して生き残れるように働くのです。

太りやすい体質になってしまう

ダイエットすると太る理由にはもう一つ、「太りやすい体質になる」ことがあります。やせようとしてもやせられなくなるどころか、かえって太ってしまうのですが、このような状態を招くのが「ヨーヨーダイエット」です。ヨーヨーダイエットとは、ヨーヨーのようにダイエットとリバウンドの間を行ったり来たりすることを言い、これを繰り返すと太りやすい体質になることが、30年以上も前から指摘されています。

実際に動物実験では、ダイエットを繰り返すとエネルギーを体に溜める能力が向上して、少しの食物で体重が増えるようになることがわかっています。考えてみればそれは当然で、ダイエットとは飢餓状態ですから、飢餓状態を何度も経験すればするほど、飢餓に強い体、すなわちエネルギーを溜め込みやすい体になるのです。

では、エネルギーを溜め込みやすい体とは、いったいどのような状態を指すのでしょうか？　そもそも、エネルギーを溜め込むとは、どういうことでしょうか。これには「代謝」が関わっています。

代謝とは、私たちの体内で起こる化学反応と、それに伴うエネルギー変換のことで、代謝の過程を物質の面から見たのが「物質代謝」、エネルギーの面から見たのが「エネルギー代謝」です。

物質代謝には、物質をより単純な物質に分解してエネルギーを得る「異化」と、エネルギーを使って単純な物質からより複雑な物質を作る「同化」があります。

エネルギー代謝には、「基礎代謝量」「食事による熱産生効果」「非運動性活動熱産生」「運動による熱産生効果」の４種類があります（図２‐４）。

「基礎代謝量」とは、体温維持や血液循環、呼吸、排泄、脳・神経活動などの、生命維持に最低限必要なエネルギー量を指します。

総エネルギー消費量（Total energy expenditure, TEE）	安静時エネルギー消費量（Resting energy expenditure, REE）	基礎代謝量（Basal Metabolic Rate, BMR=基礎エネルギー消費量 basal energy expenditure, BEE）
		食事による熱産生効果（Thermic Effect of Food, TEF＝diet-induced thermogenesis, DIT）
		非運動性活動熱産生（Non-exercise activity thermogenesis, NEAT）
		運動による熱産生効果（Thermic Effect of Exercise, TEE）

図2-4　エネルギー消費量

「食事による熱産生効果」は、食事をしたことで消費するエネルギー量です。噛むことや消化吸収にエネルギーが必要なことに加え、栄養素が吸収・分解される過程で、その一部が体熱となるためにエネルギーを消費します。食事をすると体が温かくなるのは、このためです。基礎代謝と食事による熱産生効果を足したものが、「安静時エネルギー消費量」です。

　ちなみに、よく噛まずに飲み込むよりも、よく噛んで食べた方が、食事による熱産生効果が高くなるといわれています。

「非運動性活動熱産生」は、運動以外の身体活動、すなわち家事などの日常生活活動によって消費するエネルギー量です。

「運動による熱産生効果」は、運動によって消費するエネルギー量を指します。

この４種類のエネルギー消費量を足したのが、１日の総エネルギー消費量です。おおよその割合は、基礎代謝が総エネルギー消費量の60パーセントを占め、食事による熱産生効果が10パーセント、運動と非運動性を足した身体活動が30パーセントです。

私たちが太るのは、１日の総エネルギー消費量よりも多いエネルギーを摂取すると、余ったエネルギーが筋肉や脂肪となって貯蔵されるからです。逆に、総エネルギー消費量よりも摂取エネルギーが少ないと、貯蔵した脂肪などを分解してエネルギーにするために、やせます。ダイエットとは、摂取エネルギーを総エネルギー消費量よりも少なくしようとする試みなのです。

単純に考えれば、食べる量を減らせば摂取エネルギーが減り、総エネルギー消費量を下回ってやせるはずです。確かに、食べる量を減らせば、初めのうちはやせていきます。「食べないことでやせた」初期のこの経験が、成功体験として深く心に刻みこまれるために、食べる量を減らすことに強くこだわってしまうのです。

ところが、ダイエットを続けるとしだいにやせにくくなり、リバウンドすると以前よりも容易に太るようになります。なぜかというと、体重が減ったのにエネルギーが補給されず、「飢餓状態である」と判断すると、脳が代謝活動を低下させてエネルギー消費量を減らすからです。4種類の代謝すべてで消費エネルギーが低下しますが、なかでも特に大きいのが、総エネルギー消費量の60パーセントを占める基礎代謝です。

基礎代謝が低下すると、第1章の「ミネソタ飢餓実験」で述べたような状態になります。この実験では、体温が低下して寒気を覚え、心拍数が減り、血圧も低下し、手足にむくみが出たり、皮膚がボロボロになったりし、さらに理解力や集中力が低下するなど脳の働きにも影響が出ました。健常な状態を保つだけのエネルギーが得られないので、脳は、消費エネルギーを減らして低レベルで生命を維持しようとしたのです。

消費エネルギーが減れば、食べる量が少なくても、ダイエットし始めの頃と同じようにはやせなくなります。

また、摂取エネルギーが減ると、筋肉量も減ります。筋肉のタンパク質（筋タンパク）は、常に合成と分解を繰り返していますが、摂取エネルギーが減ると合成量が減るだけでなく、分解量が増えるのです。なぜかというと、筋タンパクを使って糖を作り出すためです。

	重量(kg)	代謝量の割合(%)
骨格筋	28	21.6
肝臓	1.8	21.3
脳	1.4	19.9
心臓	0.33	8.6
腎臓	0.31	8.1
脂肪組織	15	4.0
その他	23.16	16.5
合計	70	100

参考）Elia M: The inter-organ flux of substrates in fed and fasted man, as indicated by arterio-venous balance studies. Nutr Res Rev, 4:3-31, 1991.
田中茂穂: エネルギー消費量とその測定方法. 静脈経腸栄養, 24:1013-1019, 2009.

図2-5　安静時の臓器別エネルギー消費量（70キロの男性の場合）

食事が足りないと血糖値が下がりますが、血糖は細胞にとって重要なエネルギー源であり、常に一定量が必要です。そこで、足りない血糖を補うために体は、細胞に貯蔵した貯蔵型の糖・グリコーゲンを分解してグルコース（血糖）にしたり、タンパク質や脂質から新たにグルコースを作り出したりします。この時、筋肉のタンパク質が使われるため、筋肉量が減るのです。

一方、基礎代謝量を臓器別に見ると、骨格筋・肝臓・脳がほぼ20パーセントずつエネルギーを消費しています（図2-5）。アスリートは筋肉量が多いため基礎代謝量も多く、肥満した人は筋肉量が少なく脂肪が多いために、基礎代謝量が少なくなります。また、男性よりも女性の方が基礎代謝量が少ないのも、筋肉量が少ないためです。

筋肉量が基礎代謝量に大きな影響を与えているわけで、ダイエットや運動不足で筋肉量が減ると、基礎代謝量が低下して、やせにくくなるのです。つまり、エネルギーを溜め込みやすい体とは、基礎代謝量の低い、エネルギーを消費しにくい体なのです。

代謝を下げずにやせることはできない?!

では、代謝を下げずにやせることはできないのでしょうか。代謝を下げずにやせることができれば、ダイエットが成功するかもしれません。

結論からいうと、それは非常に困難であり、実現しようとすると、とても不健康な生活を強いられます。筑波大学名誉教授の田中喜代次博士によれば、その方法は以下の通りです。

まず、代謝を下げずにやせるには、筋肉量が減らないようにすること、すなわち筋タンパクの合成量が分解量を上回るようにする必要があります。その上で摂取カロリーを減らし、脂肪を落とします。具体的には、以下の①～④を行います。

①およそ体重1キロあたり1・5～2グラムのタンパク質を摂取：これを達成するには、

１日に卵を５〜６個食べ、牛乳を２〜３リットル飲み、間食にチーズの塊を食べる必要がある。

②筋力の限界の80パーセント程度の力を入れて、短時間に繰り返し行う高強度レジスタンストレーニングを実施：レジスタンストレーニングとは、筋肉に負荷をかけるトレーニングのこと。自分の体重、チューブ、ダンベル、バーベルなどによって負荷をかけて行う。

③ウォーキングやジョギング、エアロビクスなど、比較的負荷の軽い有酸素運動を長時間行う：脂肪の蓄積よりも分解が上回るようにするため。筋肉を動かすエネルギーとして、血糖や脂肪が酸素とともに使われる。

④糖質制限を実施。

実際問題として、日常生活を普通に営みながら、このようなトレーニングを行うことは不可能です。仕事や学業を棚上げにして、極端な食生活と過酷なトレーニングに明け暮れなければ、代謝を下げずにやせることはできないのです。

実は、①〜④はボディビルダーのトレーニング方法であり、代謝を下げずにやせるとは、ボディビルダーのような体を作ることなのです。

しかし、たとえボディビルダーであっても、このようなハードなトレーニングを行うと、オーバートレーニングになってしまい、慢性的に疲労が蓄積します。その結果、倦怠《けんたい》感や著しい疲労感のほか、脊椎や関節、腱、筋肉などの損傷、労働意欲の減退、睡眠の質の低下、心臓の拡張や肥大、不整脈、生理不順や無月経、貧血、二次性多血症（赤血球が増加する病気）などを発症し、場合によっては後遺症が残る危険性もあるのです。

ダイエットするたびに脂肪細胞の数が増える

ダイエットによって太りやすい体質になるのは、基礎代謝が低下して、エネルギーを消費しにくくなるためでした。ところがもう一つ、太りやすい体質になる原因があります。ダイエットしてリバウンドすると、脂肪細胞の数が増えるらしいのです。

私たちは、エネルギーが余ると、中性脂肪として脂肪細胞の中に溜め込みます。そして、必要に応じて溜め込んだ中性脂肪を分解し、遊離脂肪酸として放出し、ほかの臓器にエネルギーを供給します。ダイエットによって体重が減少し始めた時も、同様に脂肪細胞から中性脂肪を分解して放出します。すると、脂肪細胞は中身が減って小さくなります。しかし、小さくなるだけで、脂肪細胞の数自体は減りません。つまり、体が貯蔵できる中性脂肪の最大量は変わらないままです。

そして、空腹に耐えられずリバウンドすると、再び中性脂肪が蓄積されて、一つひとつの脂肪細胞が大きくなります。と同時に、新しい脂肪細胞が形成されて脂肪細胞の数が増え、貯蔵できる中性脂肪の総量も増える可能性のあることが、最近の研究で指摘されているのです。エネルギーを溜め込みやすい体とは、エネルギー代謝が低下するだけでなく、脂肪の貯蔵能力そのものも増大した体なのです。

私たち人類にとって最大の課題は、長い間ずっと、飢餓をいかに乗り越えて生き残るかでした。ダイエットという飢餓を経験するたびに、飢餓を生き延びる能力が向上するのは、いわば当然の結果であり、〝あえて自分を飢餓状態にする〟ダイエットという行為が、自然の摂理に反しているのです。

しかも、現代社会は食べ物への誘惑に満ちあふれています。テレビドラマには必ず食事のシーンがあり、旅行番組には各地の名物料理が登場し、テレビコマーシャルは食べ物ばかりです。街にはハイカロリーな食物が安価に手に入るファストフード店が軒を並べ、スーパーにはスナック菓子や清涼飲料水があふれています。コンビニや自動販売機も数えきれないほどあって、24時間いつでも食物が手に入ります。このような環境は、飢餓への対処法を強化した大昔の体のままの私たちにとって、ある意味で非常に厳しいのです。

2　やせていると寿命が短く、認知症にもなりやすい

やや太めの人の方が、長生きする

ここまで、「ダイエットすると太る」というパラドックスがなぜ起こるのか、そのメカニズムを見てきましたが、ここからは、ダイエットが私たちの心身にどのような影響を及ぼすかを見ていきます。まずは、死亡率との関連です。

第1章で述べた通り、先進国では、肥満による健康への悪影響について早くから関心が持たれていましたが、やせていること、すなわちＢＭＩが低いことによる健康への悪影響については、あまり関心が持たれていませんでした。ＢＭＩを体格の判定基準として採用した1995年、ＷＨＯは報告書に「ＢＭＩが16以下だと死亡率が3倍になる」というインドの調査や、「やせていると病気で仕事を休む日が多い」というバングラデシュやブラジルの研究を載せていますが、この時点では、低体重は主に発展途上国の課題だったのです。

しかしその後、先進諸国でも肥満した人だけでなく、すべての人を対象とした体格と健康

に関するコホート研究が行われるようになりました。コホート研究とは、ある地域の住民を対象に、第1回の調査で基礎的な健康情報を得た上で、特別な治療などを行わないまま、5年後、10年後などに第2回、第3回と調査を重ねていく研究方法です。何千人、何万人という人々を対象に、短くても数年、長ければ何十年も追跡調査をして、どの要因がどのように病気の発症と関連しているか、といったことを調べます。第1章でご紹介した、ニューマーク-ステイナー博士によるミネアポリス近郊の中高生を対象にした追跡調査も、コホート研究です。

　体格と死亡率についてはさまざまな研究がありますが、最初に米国の国立衛生統計センターのキャサリン・フリーガル博士たちの研究をご紹介します。博士の所属する国立衛生統計センターは、米国疾病予防管理センター（ＣＰＣ）の傘下にある組織で、米国民を対象とした健康栄養調査を定期的に行っています。日本でいえば、厚生労働省による国民健康・栄養調査のようなものです。

　フリーガル博士たちは、米国国民健康・栄養調査Ⅰ（１９７１～75年実施）とⅡ（１９７６～80年実施）の対象者を92年まで追跡した結果と、同調査のⅢ（１９８８～94年実施）の対象者を２０００年まで追跡した結果をまとめて、分析しました。すると、以下のようなことがわかったのです。

１　肥満（ＢＭＩ30以上）の人の死亡率（※正確には「リスク比」。次ページ参照）は、適正体重（ＢＭＩ18・5～25未満）の人に比べて高い。

２　低体重（ＢＭＩ18・5未満）の人の死亡率も、適正体重の人に比べて高い。

３　前肥満体重（ＢＭＩ25～30未満）の人の死亡率は、適正体重の人に比べて低い。

この報告を読んだ多くの研究者にとって、１は予想通りの結果でした。２も予想の範囲内でした。しかし３は、そうではありませんでした。前肥満体重、すなわちやや太めの人の方が、適正体重とされるＢＭＩ18・5～25未満の人よりも死亡率が低いという結果は、大きな驚きをもって迎えられ、議論が重ねられました。そして現在では、この結果は世界中の多くの研究者に受け入れられて、「肥満パラドックス」と呼ばれています。

要するに、「適正体重よりもやや太めの方が長生きする」ことが科学的に明らかであり、やや太めぐらいの体型であれば、心配してダイエットしたりする必要はない、ということな

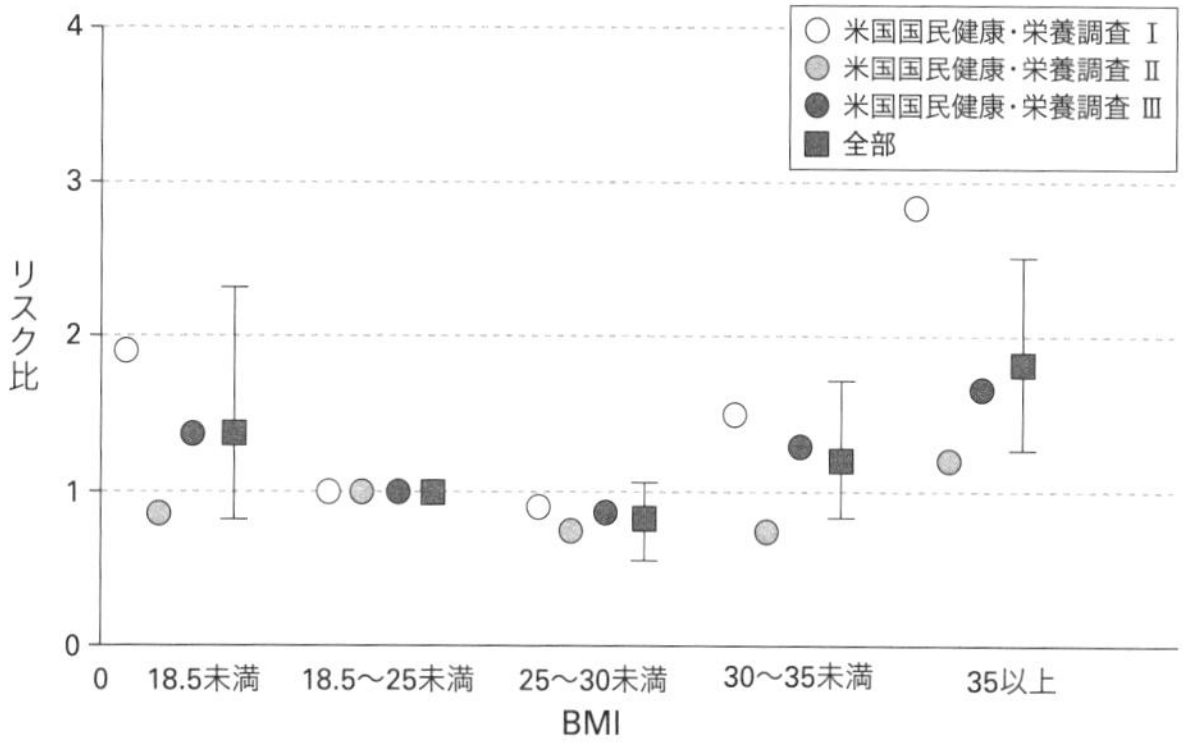

※25歳以上60歳未満、60歳以上70歳未満、70歳以上の3区分のうち、25歳以上60歳未満のみを掲載

出典）Flegal KM et al.（2005）を改編

図2-6　米国、25歳〜59歳を対象としたBMIと死亡のリスク比

のです。

ちなみに、本書ではわかりやすく「死亡率」としていますが、正確には「リスク比」で、適正体重に比べて肥満や低体重が何倍危険か（この場合は何倍死に至りやすいか）という意味です。また、グラフ中の上下に伸びる「I」という字のような線は「95％信頼区間」と言い、この程度の誤差があることを示しています（図2‐6）。

適正体重のBMIは、今のままでいいのか？

続いて、デンマークの研究をご紹介しましょう。

コペンハーゲンに住む20歳から100歳までの人を対象に行われた、3つの異なる期間の研究参加者を、２０１４年11月までの間、移住または死亡のどちらか早い時点まで追跡した研究です。

①「コペンハーゲン市心臓研究」１９７６〜78年（１万３７０４人）
②「コペンハーゲン市心臓研究」１９９１〜94年（９４８２人）
③「コペンハーゲン一般集団研究」２００３〜13年（９万７３６２人）

研究開始時の参加者の年齢の中央値は、それぞれ54歳、61歳、58歳で、追跡期間の中央値はそれぞれ19・８年、11年、４・６年でした。
中央値とは、数値を小さい順に並べて、ちょうど真ん中にくる値のことで、平均値よりも偏りに左右されにくいという特徴があります。たとえば、若い人のグループに高齢者が数人加わると、それだけで平均年齢は上がりますが、真ん中にくる人の年齢はそれほど変わりません。そのグループで一般的な年齢は、平均値よりも中央値の方がよく表しているのです。

結果は、以下のようなものでした。

①では、肥満（BMI30以上）だと、死亡率（ハザード比　※101ページ参照）は適正体重（BMI18・5〜25未満）の1・31倍。前肥満状態（BMI25〜30未満）だと、死亡率は適正体重の1・04倍でした。肥満している人は死亡率が高く、やや太めの人は適正体重の人と死亡率がほとんど変わらない状態です。

ところが、それから約30年後の研究③の参加者では、肥満だと死亡率は適正体重の0・99倍、前肥満状態だと0・86倍だったのです。つまり、肥満していても死亡率は適正体重の人と変わらず、やや太めの人は適正体重の人よりも死亡率が低いということ。最も死亡率が低いBMIは、①が23・7、②が24・6、③が27・0と、年を追うごとに高くなり、30年間で3・3増加していました。

この変化の理由やその影響については、さらなる調査が必要とのことですが、これらの研究結果からは、BMI18・5〜25未満が適正体重、25〜30未満を「前肥満状態」としているWHOの判定基準が、現代には合わない可能性があります。適正体重の下限と上限を、上にずらした方がいいのではないか、ということです（図2-7、図2-8）。

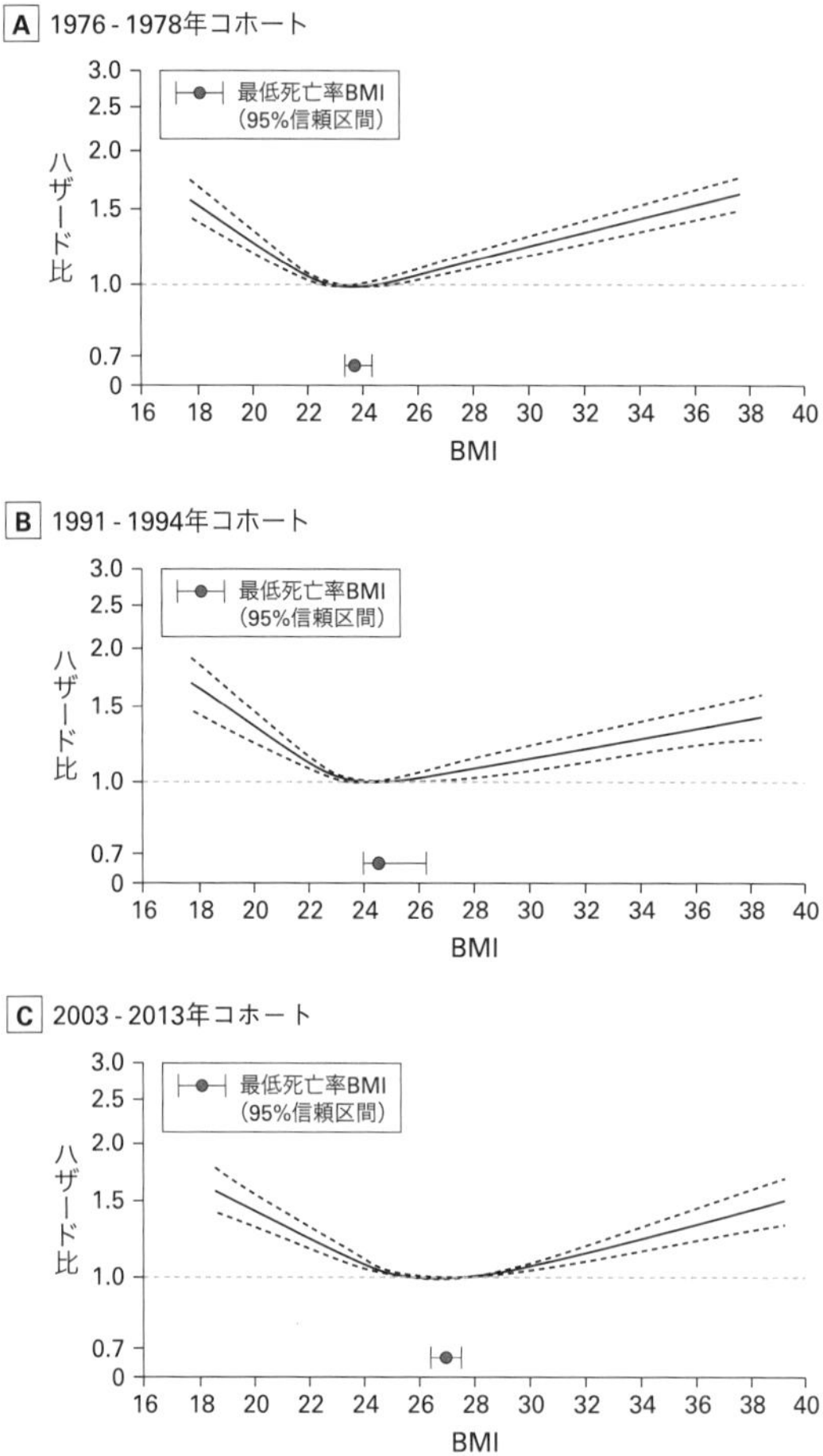

出典）Afzal S et al.（2016）を改編

図 2 - 7　デンマーク、BMIと死亡率

コホート	最小死亡率BMI（95%信頼区間）
1976－1978	23.7（23.4－24.3）
1991－1994	24.6（24.0－26.3）
2003－2013	27.0（26.5－27.6）

出典）Afzal S et al.（2016）を改編

表２-８　デンマーク、最小死亡率BMIの推移

ＢＭＩと死亡率は「逆Ｊ」の関係

次に、中国の研究結果をご紹介しましょう。40歳以上の人を対象に、１９９１年から10年間追跡した研究です。

グラフ（図２-９、図２-10）を見ていただくと、40歳以上65歳未満では、基準にしたＢＭＩ24～25未満の人と比べて、ＢＭＩ18・５未満（低体重）の人の死亡率が２倍近く高いことがわかります。ＢＭＩ30以上（肥満）の人と比べても、18・５未満の人の方が明らかに死亡率が高いのです。65歳以上になると、65歳未満よりも差が緩やかになりますが、それでもこの傾向は変わりません。つまり、太りすぎよりもやせすぎの方が死亡率が高いわけで、「健康のためにやせる」のは矛盾しているのです。

日本の研究もご紹介しましょう。まず、全国各地から均等に抽出された30歳以上の男女を対象に、１９８０年から19年間追跡調査した研究「NIPPON DATA80（National Integrated Project for Prospective Observation of Non-communicable Disease And its Trends in

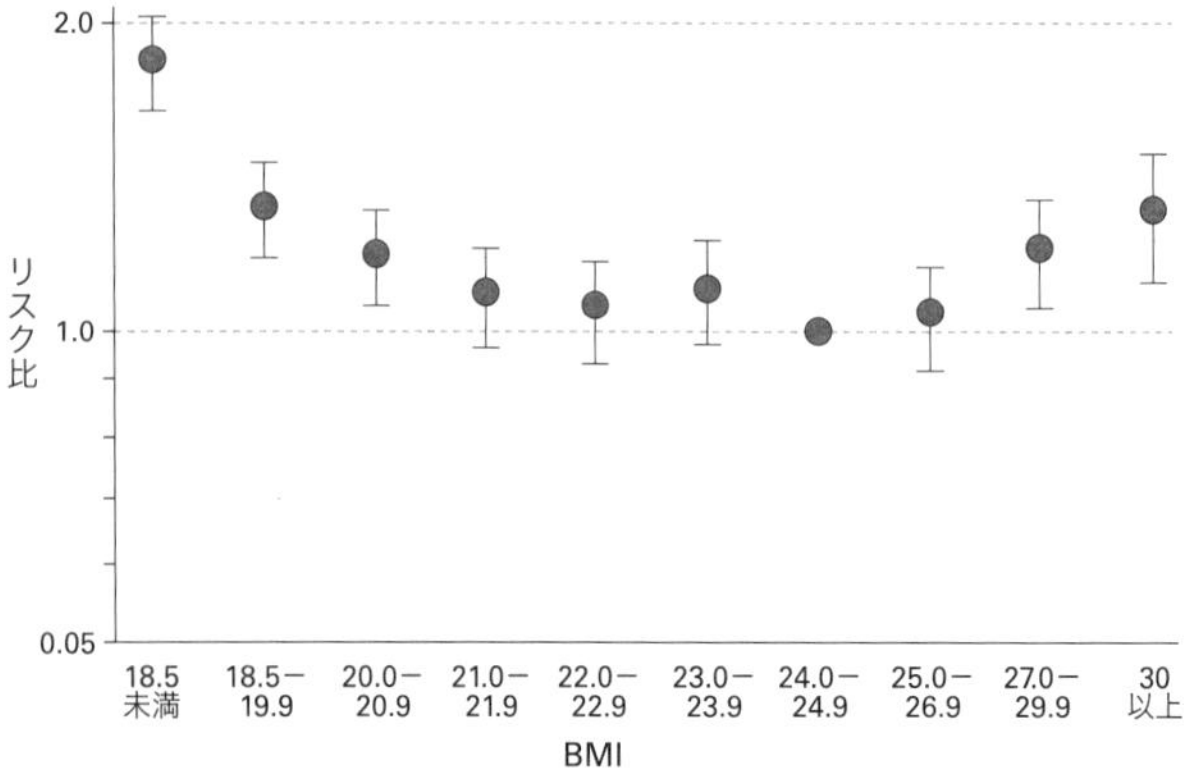

出典）Gu D et al.（2006）を改編

図2-9　中国、40歳以上65歳未満を対象としたBMIと死亡のリスク比

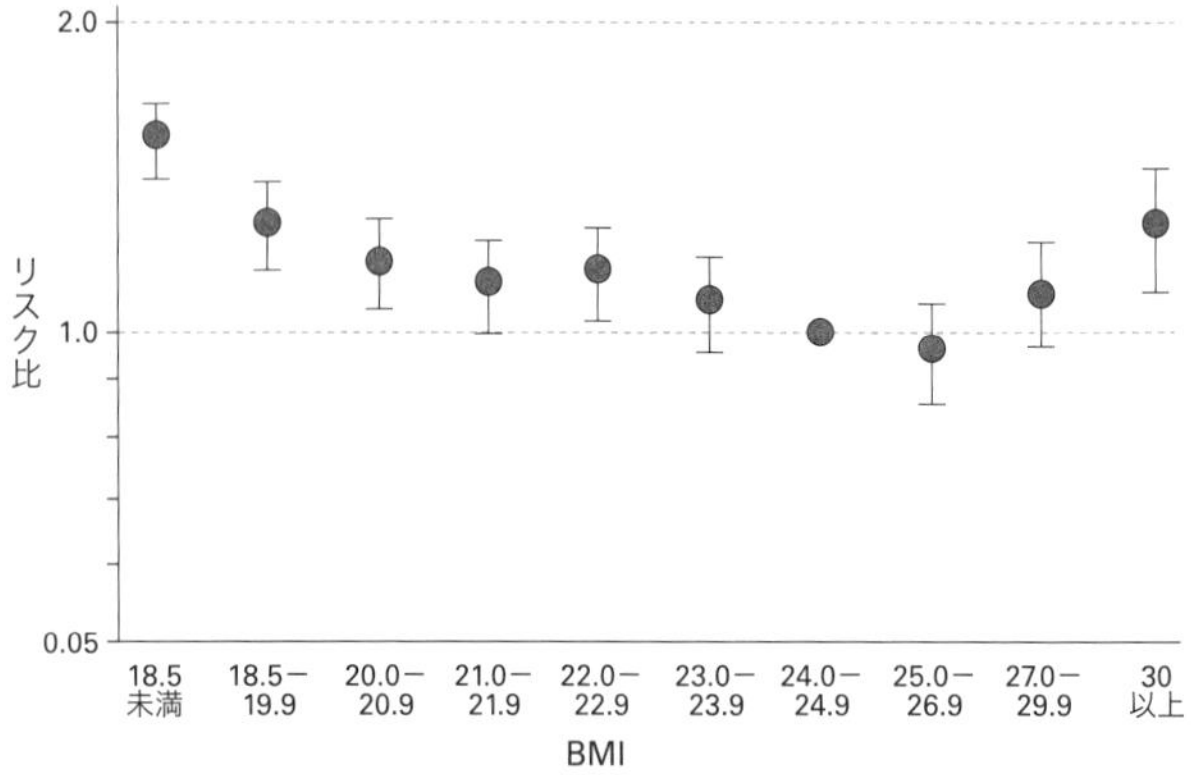

出典）Gu D et al.（2006）を改編

図2-10　中国、65歳以上を対象としたBMIと死亡のリスク比

the Aged)」です。

　これは循環器疾患の基礎データを得るための研究で、調査開始から5年以内に亡くなった人や、これまでに少しでも喫煙したことのある人などを除外しています。5年以内に亡くなった人を除外するのは、調査開始時に見つかっていなかったがんなど、調査開始前からあった疾患による死亡を除外するためです。また、グラフでは元データ通りに「ハザード比」と記していますが、これも「リスク比」と同様、適正体重に比べて何倍危険か（死に至りやすいか）を示す数値で、いわば死亡率です。

　ただし、ハザード比は「ある瞬間の発生率の比」であり、その出来事（死亡など）が追跡期間中のどの時点で起こったかも考慮されるのに対して、リスク比は「一定期間内の平均の発生率の比」であり、追跡期間中のリスクが一定であると仮定した数値、という違いがあります。

　結果は、グラフ（図2-11）を見ていただくとわかる通り、中国の研究に見るよりも大きな差がありました。低体重（BMI18・5未満）の死亡率が、基準値（BMI23～25未満）の2倍にまで跳ね上がっていたのです。しかも、このデータには喫煙歴のある人が含まれていません。一般的に、喫煙量が増えれば体重が減り、さまざまな不調も生じます。したがって

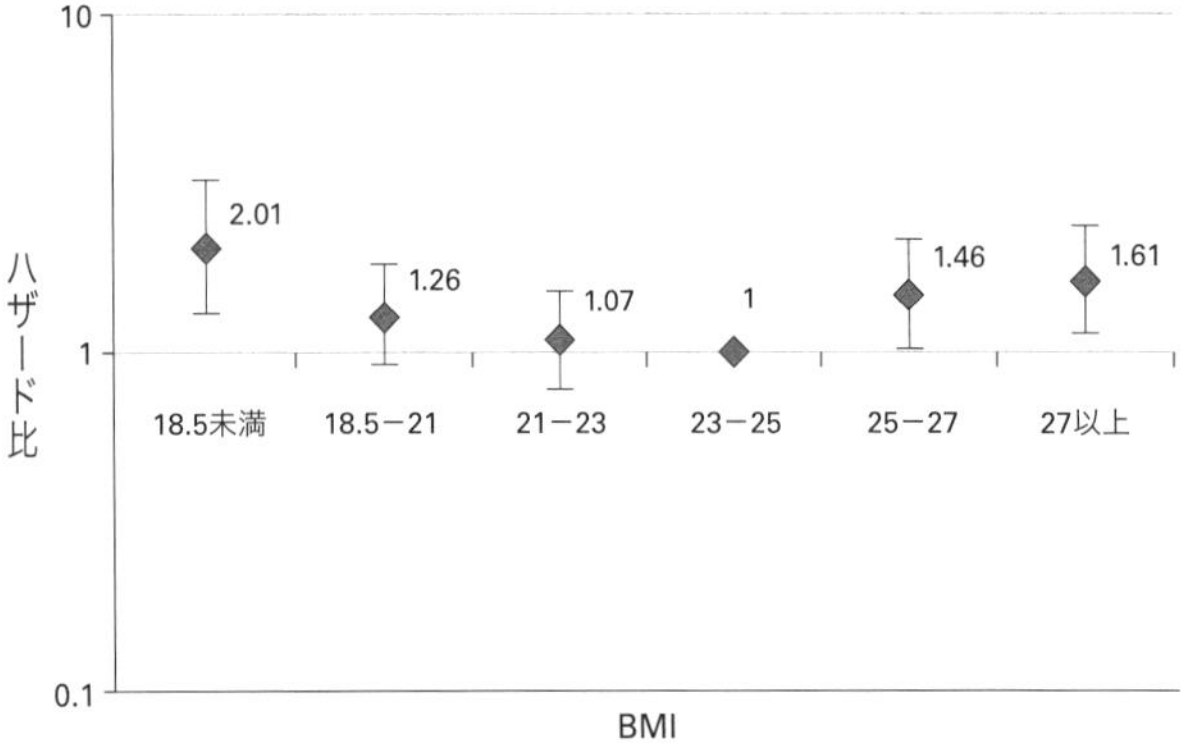

出典）Hozawa et al.（2008）を改編

図2-11　NIPPON DATA80（30歳以上の男女を対象としたBMIと死亡のハザード比）

喫煙歴のある人は、やせていて死亡率が高いことが往々にしてあるわけですが、このデータは、まったく喫煙歴のない人でも、やせていると死亡率が高いことを示しているのです。

もう一つ、日本の研究をご紹介しましょう。これは、「日本保険センターベースのプロスペクティブ研究コホート」Ⅰ及びⅡ、「日本多施設共同コホート研究」など、１９８０年代半ばから90年代半ばに開始されたコホート研究のうち、参加者が３万人以上、ＢＭＩに関する情報を取得している、などの条件を満たした７つの研究の原データをすべて集め、改めてその膨大なデータを解析し直した研究です。このような、いくつもの研究の原デー

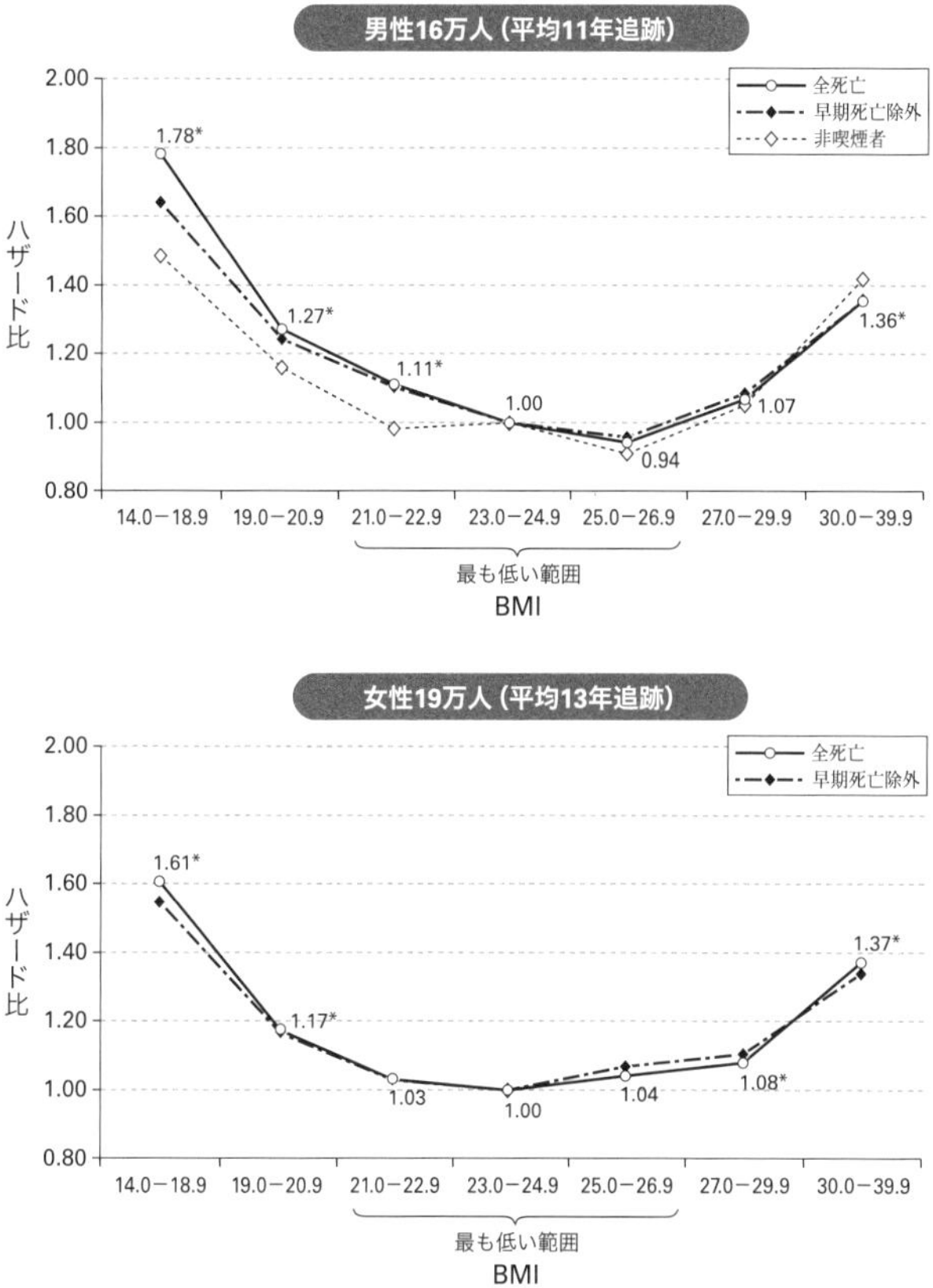

※「早期死亡除外」とは、調査開始時点で見つかっていなかったがんなど、調査開始前からあった疾患によって死亡したケースを除外するために取られる研究手法。

出典）Sasazuki et al. の研究結果の概要を示したホームページから改編
（https://epi.ncc.go.jp/can_prev/evaluation/2830.html）

図2-12　日本、概ね40歳以上の男女を対象としたBMIと死亡のハザード比

タを集めて、それを解析し直す手法を「プール解析」と呼びます（図2‐12）。

この研究は、プール解析という手法が採られたために、男性が約16万人、女性が約19万人という、膨大な人数のデータを解析することが可能になりました。追跡年数は男性11年、女性13年。対象者の年齢は、一つの研究が35歳以上で、そのほかは40歳以上です。

先にご紹介したNIPPON DATA80もそうでしたが、グラフの形は逆Ｊの字で、ＢＭＩが高い人よりも低い人の方が死亡率が高いことが、はっきりわかります。しかもこの研究では、死亡率が最も低い範囲は、男女ともにＢＭＩ21～27未満でした。つまり、日本人の適正体重とされているＢＭＩ18・5～25未満よりも、太めだったのです。

いったいなぜ、やせている人の方が危険なのか

ではいったいなぜ、やせている人の方が、太めの人よりも死亡率が高いのでしょうか？

本来、やせていれば体脂肪量も少ないはずで、体脂肪量と相関する生活習慣病などは、発症しにくいはずです。要するに、やせている人の方が太めの人よりも、心血管疾患などは発症しにくく、死亡率は低いはずなのです。

そこで、ハーバード大学（米国）公衆衛生学部のドンフン・リー博士たちは、体格予測式

に基づいて除脂肪体重と体脂肪量を算出。死亡率との関連を見るコホート研究を実施しました。40歳以上の男性約３万８０００人を、１９８７年から２０１２年までの間、平均21・４年追跡調査したのです。

除脂肪体重とは、全体重から脂肪組織の重量を引いた体重です。この中には筋肉、骨、内臓などが含まれますが、一般的には筋肉量と考えます。また、基本的には全体重が多いほど、除脂肪体重も体脂肪量も多くなります。

結果は、以下のようなものでした。まず、体脂肪量が多い人ほど死亡率も高く、体脂肪量が少ない方から５分の１の人に比べて、多い方から５分の１の人の死亡率は、１・３５倍でした。また、体脂肪量が21キロまでは、死亡率はほぼ横ばいでしたが、体脂肪量がそれ以上になると、急速に上昇していました。体脂肪量が多いと死亡率も高いわけで、これは予想通りの結果と言っていいでしょう。

では、除脂肪体重と死亡率の関連は、どうだったでしょうか？　体脂肪量だけが死亡率と関連しているなら、除脂肪体重が少なくても多くても、死亡率は一定のはずです。

ところが、除脂肪体重と死亡率の関連は、Ｕ字型だったのです。つまり、除脂肪体重が少なすぎても多すぎても、死亡率が高かったのです。ということは、やせている人の死亡率が高いのは体脂肪量の影響ではなく、除脂肪体重が少ないこと、すなわちやせていることそのものの影響であると考えられます。

疾患別の死亡率を見ると、心血管疾患とがんでは、除脂肪体重と死亡率の関係はU字型で、除脂肪体重が少なすぎても多すぎても死亡率が高いというものでした。体脂肪量が少なければ心血管疾患などは発症しにくいはずなのに、やせていて除脂肪体重も少ないと、本来は低いはずの心血管疾患による死亡率も高くなっていたのです。その理由はよくわかりませんが、がんに関しては、やせていると免疫力が低いことが、がんの発症に関連していると考えられます。免疫力が高ければ、私たちの体内で日々生じているがん細胞を、免疫細胞が退治してくれます。ところが、やせていて栄養状態が悪く、免疫力が低いと、がん細胞が増え続け、やがて発症してしまうのです。

さらに、呼吸器疾患による死亡率も、除脂肪体重が少ない人ほど高く、除脂肪体重が多い人は低いという結果でした。やはり、やせていると栄養状態が悪く免疫力が低いため、肺炎などの感染症にかかるリスクが高いからだと考えられます。

これらのことからは、体脂肪量が多いと死亡率が高いものの、脂肪を落とそうとして除脂肪体重まで落としてしまうと、かえって健康を損ねてしまうことがわかります。やせすぎると病気になりやすく、死亡率も上がるのです。

低体重だと認知症になりやすく、病気以外の死因による死も多い

低体重による影響は、死亡率が上がるだけではありません。驚くことに、低体重だと認知症になりやすいというデータもあるのです。

山梨大学大学院准教授の横道洋司博士たちの、65歳以上の男女を2010年から平均5・8年追跡調査したコホート研究です。それによれば、適正体重（BMI18・5〜25未満）の人を1とした場合の認知症発症率は、BMI25〜30未満（日本の判定基準で肥満1度、WHOの判定基準で前肥満状態）の場合、男性で0・73倍、女性で0・82倍。適正体重の人よりも低い数値でした。ところが、BMI18・5未満（低体重）の人では、男性が1・04倍、女性が1・72倍と、適正体重の人よりも高かったのです。

女性の1・72倍が目立ちますが、男性はやせていてもいいというわけではありません。低体重の男性で脂質異常症（高脂血症）のある人は、適正体重で脂質異常症のない人に比べて、認知症発症率はなんと4・15倍。女性では、低体重で高血圧だと、適正体重で高血圧のない人に比べて、認知症発症率が3・79倍でした。脂質異常症や高血圧などの生活習慣

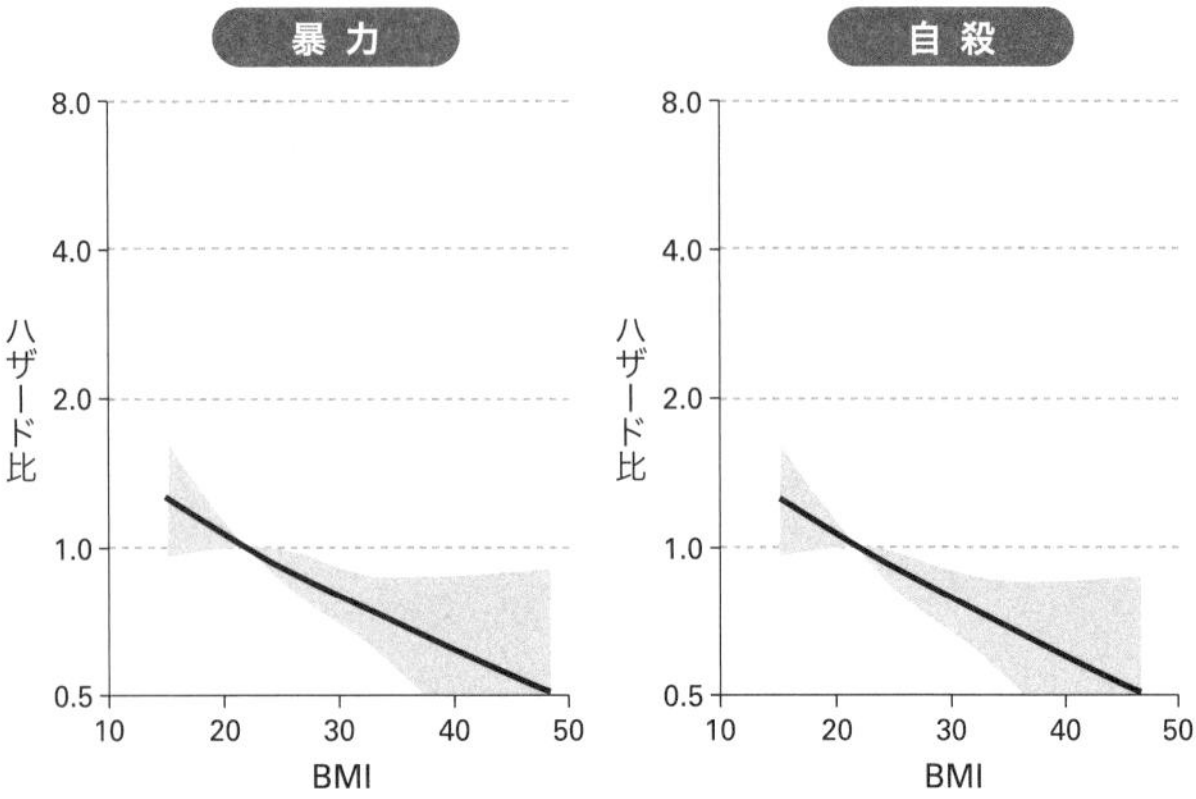

出典）Bhaskaran らを改編。上下のグレーの帯は95%信頼区間

図2-13　暴力、自殺による死亡率

病は、中高年になれば誰でも何かしらあると言ってもいい状態ですが、そこに低体重が加わると、一気に認知症発症率が高まるのです。

　中高年になったら生活習慣病に注意するのはもちろんですが、それだけでなく、やせることにも注意するべきなのです。

　しかも、低体重だと病気以外の死因につながる可能性も高くなる、という驚きのデータもあります。病気以外の死因とは、暴力による死亡、自殺、交通事故などで、そのうち交通事故はＢＭＩと関連がありませんでしたが、暴力と自殺による死亡率は、ＢＭＩが低い人ほど高くなる傾向があったのです（図2‐13）。

　これは、ロンドン大学衛生熱帯医学大学院

（英国）のクリシュナン・バスカラン博士たちが、英国国民保険サービス（国営医療サービス事業：ＮＨＳ）のデータを用いて、16歳以上の男女を１９９８年1月から２０１６年３月までの間、追跡調査したコホート研究です。調査対象者は約３６３万人に及びます。非常に大規模であることと、調査対象の年齢の中央値が36・9歳であり、ＢＭＩと死亡率の関連を調べたほかの研究よりも若いことが特徴です。

研究では、暴力や自殺の原因を把握していませんから、亡くなった人にどのような経済的、職業・学業的、家族的、心理・精神医学的な問題があったのかは、わかりません。ただ、研究開始時点で精神障害（うつ病、躁うつ病、統合失調症）の人は除外したと記されていますから、これらが原因ではないと言っていいでしょう。

実は、自殺と低体重の関連については、以前から指摘されていました。

たとえば、マックマスター大学（カナダ）のステファン・ペレラ博士は、それまでの自殺関連の研究の中から体重、特にＢＭＩとの関連を検討した研究を集め、複数の研究結果を統合して解析する「メタアナリシス」という手法を用いて、ＢＭＩと自殺にどれほど関連があるかを調べています。

ペレラ博士がこの研究を行った２０１６年時点では、まだバスカラン博士たちの研究結果が出ていませんでした。すなわち、ある時点から未来に向かって調査を進める〝前向き〟コホート研究がなく、ある時点から過去に遡《さかのぼ》って調査を進める〝後ろ向き〟コホート研究しかありませんでした。それが何を意味するかというと、これから発生する事象を観察する前向きコホート研究に比べて、過去のデータを利用する後ろ向きコホート研究は、データの不均質性などがあり、情報の信頼性に劣るという問題があるのです。つまり、研究の科学的価値が低いわけです。

　そのせいかどうか、ペレラ博士の研究では、「ＢＭＩが増加するほど自殺既遂は減る。肥満だと自殺既遂のリスクは29パーセント減少し、低体重だと21パーセント増加する。ＢＭＩと自殺未遂や自殺念慮（死にたい気持ち）の関係は、研究ごとに結果が異なり、一定の結論は出ない」という結果でした。

　これをどのように解釈するか難しいところですが、ペレラ博士たちは神経質さといった気質が、低体重と自殺既遂に関連している可能性を指摘しています。私の臨床経験からは、神経質さだけでなく、競争心の激しさなど、種々の原因が低体重と自殺の両方につながっている気がします。そのような個人の資質（気質）が、低体重と自殺の双方を生じさせてしまう可能性がある、ということです。しかし、これに関する研究はまだ少なく、結論に達するには、ＢＭＩと自殺や暴力による死との関連を含む前向きコホート研究が、いくつか出てくるのを待たなければなりません。

「カロリー制限すると長生きする」は、本当？

ところで、あなたは「カロリー制限すると、アンチエイジング効果がある」とか、「カロリー制限すると、長生きする」という話を聞いたことはないでしょうか？

実験動物に与える餌を強制的に減らすと、糖尿病や心血管疾患などの加齢に伴う種々の病気の発症が遅れて長生きする、すなわちアンチエイジング効果があるというものです。実際に、ミジンコ、ハエ、魚、マウスなどでは、カロリー制限をすると寿命が延びるという研究結果が数多くあります。しかし、「それは人にも当てはまるのか？」という疑問が残っていました。そこで１９８０年代後半に、人と同じ霊長類であり、遺伝的に人と93パーセント同じアカゲザルを用いた2つの研究が開始されました。87年に開始された米国国立加齢研究所の研究と、89年に開始されたウィスコンシン大学（米国）の研究です。

米国国立加齢研究所の研究では、健康なアカゲザルをオス・メス合わせて１２１匹、ウィ

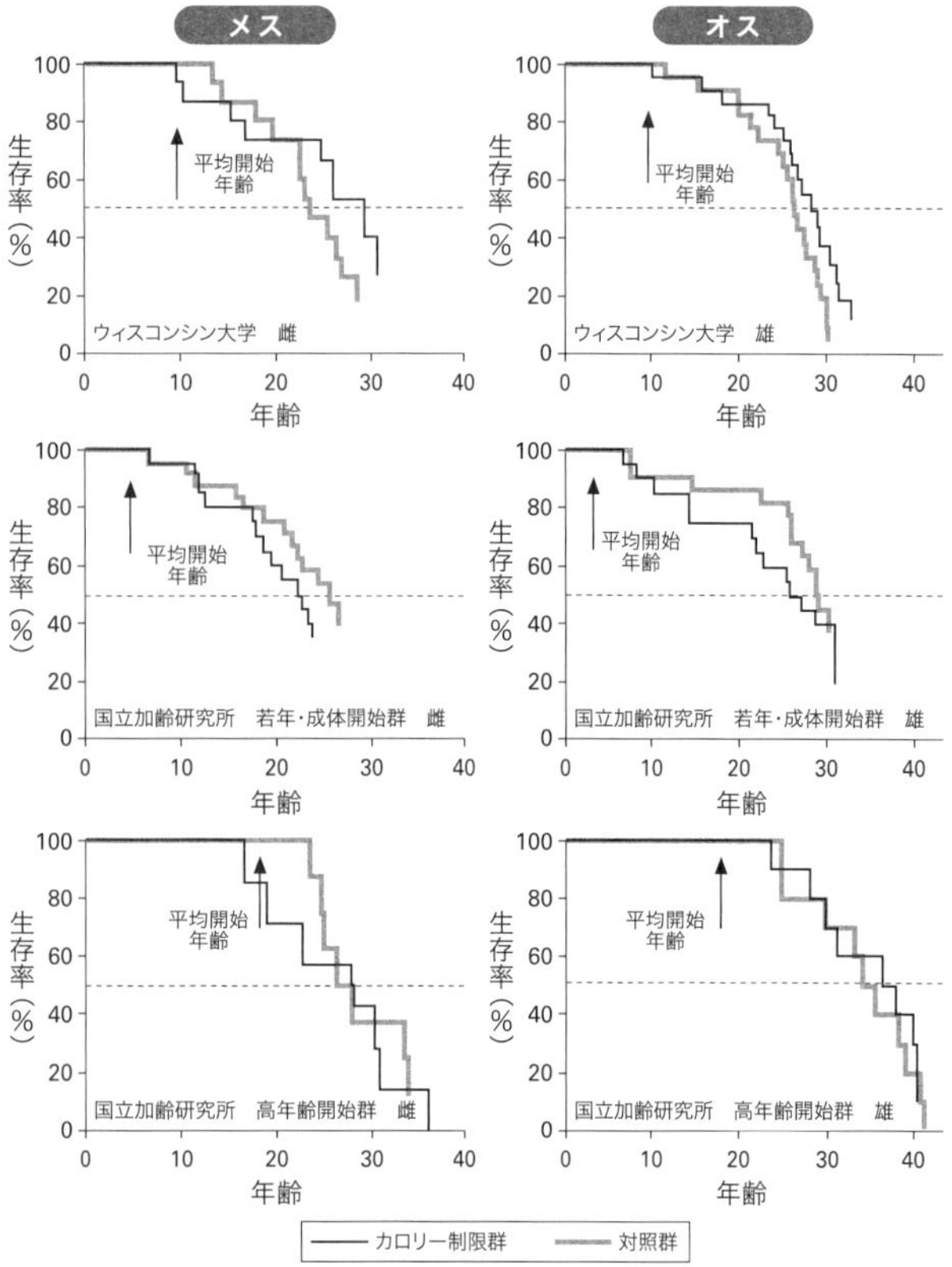

上：ウィスコンシン大学の研究では、オス・メスともにカロリー制限群の方が対照群より寿命が長い（生存率が50%に下がるのが遅い）。

中：米国国立加齢研究所の研究では、オス・メスともに対照群の方が寿命が長い。

下：米国国立加齢研究所の研究を、高年齢開始群に絞ると、オス・メスともにカロリー制限群の方が寿命が長い。

出典）Mattison JA et al. (2017) を改編

図2-14　ウィスコンシン大学と米国国立加齢研究所における、アカゲザルの死亡曲線

スコンシン大学の研究では76匹用いています。そして、低栄養にならないように注意しながら、ともに摂取カロリーを、食べたいだけ食べさせた時よりも30パーセント減らしました（対照群には、食べたいだけ食べさせました）。すると、どうなったと思いますか？

なんと、相反する結果が出たのです。米国国立加齢研究所では、カロリー制限の効果が認められなかったのに対して、ウィスコンシン大学ではカロリー制限の効果があった、すなわちカロリー制限群の生存率が高く長寿だったのです。

いったいなぜ、相反する結果が出たのでしょうか？　研究者たちが2つの研究を比較検討してわかったのは、カロリー制限の開始年齢が大きなポイントである、ということでした。カロリー制限開始年齢が、米国国立加齢研究所では1〜23歳と幅広かったのに対して、ウィスコンシン大学では7〜15歳と、大人になった個体のみを対象にしていたことが、結果に影響したと考えられたのです。

そこで、米国国立加齢研究所のデータを、カロリー制限の開始年齢が1〜14歳の若年・成体開始群と、16〜23歳の高年齢開始群に分けてみると、高年齢でカロリー制限を始めた場合はやや長寿効果があり、若年・成体で始めた場合は逆に短命傾向があったのです。ちなみに、アカゲザルの寿命の中央値は26年で、稀に40年に達することがあるそうです（図2‐14）。

ただし、米国国立加齢研究所の高年齢開始群のグラフを見ると、生存率が50パーセントまで下がるのはカロリー制限群の方が遅かったものの、全体としては生存率が拮抗しているのが見てとれます。「カロリー制限すると寿命が延びる」と、手放しに言えるわけではないようです。

3　ダイエットが、摂食障害の引き金になる

拒食症と過食症は、今の体重が違うだけ

ダイエットは摂食障害とも密接な関連があります。ダイエットをした人がみんな摂食障害になるわけではありませんが、ほとんどすべての摂食障害は、ダイエットを契機として発症します。軽い気持ちでダイエットを始めたら、いつの間にか深みにはまり、そこから抜け出せなくなっていた、ということが往々にしてあるのです。

ダイエットをして体重が減ると、達成感があるだけでなく、「自分で自分をコントロールできる」という自己コントロール感が得られますし、周囲から賞賛されたりもします。ダイエットによって、それまでとは違う自分になった、あるいは自分に自信が持てるようになっ

たが故に、ダイエットをやめられなくなっていくのです。特に、自尊感情が低いなど、何らかの生きづらさを抱えている人は、ダイエットが生きていく上での救いになると思ってしまうこともあります。

あなたも「拒食症」「過食症」という言葉を聞いたことがあると思いますが、摂食障害は、拒食症と過食症に大きく分かれます。拒食症は「神経性やせ症」、過食症は「神経性過食症」が正式な病名です。神経性やせ症は、以前は「神経性無食欲症」「神経性食思不振症」などと呼ばれていました。しかし、患者さんは食欲が低下しているわけではなく、食欲はあるのに太ることを恐怖して食べない状態であることから、これらの名称はふさわしくないとして変更されました。

このことからもわかる通り、神経性やせ症は〝食欲がない〟わけではなく、食べたい気持ちを抑えつけ、やせているのにさらにやせようとするのが特徴です。食事の量を極端に減らす人がいる一方、その反動で過食する人もいて、過食した場合には嘔吐したり、下剤や利尿剤を用いて体重を減らそうとしたりします。

神経性過食症は、食事量のコントロールができず、頻繁に過食します。その食べ方は、一気に詰め込むような食べ方で、英語では binge eating または binging と呼ばれ、「むちゃ食

	神経性やせ症		神経性過食症
	摂食制限型	過食・排出型	
体重・体型	体重・体型に過剰にとらわれています		
食事	食事を制限	過食（無茶食い）します（注1）	
排出行為	な　し	嘔吐や下剤の乱用など排出行為が認められます	
体重	低体重		正常範囲 一部、過体重
BMI	軽　度：17〜18.4 中等度：16〜16.9 重　度：15〜15.9 最重度：15未満		正　常：18.5〜25 過体重：25以上

注1：神経性やせ症の人は一部、無茶食いはしないことがあります

図2-15　代表的な摂食障害の特徴

い」と訳されます。食べるのを止めようと思っても止められないのが特徴です。また、過食によって体重が増えるのを防ごうとして、過食していない時は極度に食事量を減らしたり、嘔吐したり、下剤や利尿剤を用いたりします。そのため正常体重であることも多く、神経性やせ症よりも気付かれにくいのも特徴です（図2-15）。

　神経性やせ症も神経性過食症も、自己評価が体型や体重に依存していて、体型にとらわれ、太ることを恐怖するという点は共通です。極端な食事量の制限、過剰な運動、嘔吐、下剤や利尿剤の利用なども共通しています。要するに、神経性やせ症と神経性過食症は、その時点での体重によって分けられているだけ

で、両者の間を行ったり来たりしながら、慢性化していくのです。慢性化する割合は、神経性やせ症の人の20パーセント前後とされています。

摂食障害は治りにくく、死亡率も高い

神経性やせ症や神経性過食症では、多くの人が毎日何十回と体重を量り、1グラムに一喜一憂し、まるで体重計に支配されたような生活を送っています。そして、このような生活を続けた結果、心身に重い不調をきたし、無視できない割合の人たちが命を落とします。その死亡率は精神障害の中でも高く、特に神経性やせ症では6～20パーセントにも及びます。死因は、極度の低栄養による衰弱死、自殺、感染症、不整脈などです。

心身にきたす不調は、無月経や骨量の低下をはじめ、低血圧、低体温、心拍数の低下、むくみなど。さらに、下剤の乱用や頻繁な嘔吐などによって血液成分のバランスが崩れ、不整脈や筋肉の痙攣《けいれん》などが起こることもあります。体の不調だけでなく、抑うつ状態や不安などが生じることもあります。そして、登校や出社ができないなど、社会生活に支障をきたすケースもあります。まさに、ミネソタ飢餓実験の被験者たちに起こったことと、同様のことが起こるのです。

しかも残念なことに、病気の原因はまだ未解明であり、有効性が証明された薬物療法もありません。米国では抗うつ薬のフルオキセチンが唯一、神経性過食症の治療薬として認められていますが、日本ではフルオキセチンは発売されていませんし、英国の摂食障害治療ガイドライン（ＮＩＣＥガイドライン）では薬物療法は推奨されていません。

もっとも、治療の際には、日本でも抗うつ薬がよく処方されます。ただし、薬は摂食障害そのものに効くわけではありません。薬の効果があるのは、薬物療法が有効な精神障害が、摂食障害の背景にある場合などに限られます。また、治療が壁にぶつかると、往々にして入院治療を勧められますが、これも効果があるとは言えません。日本の10倍もの専門スタッフがいて集中的な治療を行う、１泊数十万円もの入院費がかかる欧米の摂食障害専門病棟でさえ、退院後数か月以内に約９割の人が再発してしまうのです。

結局、治療において大事なことは、摂食障害のベースにある患者さんの生きづらさを理解することと、その理解に基づいて精神（心理）療法を気長に行うことであり、治療には長い年月がかかるのです。

ブルジョア階級特有の病から、誰もがかかる病へ

ところで、あなたは摂食障害という病気が、いつ頃からあると思いますか？　50代以上の人なら、「カレン・カーペンターが拒食症になったのが１９７０年代後半だから、その頃からでは？」と、思うかもしれませんね。カーペンターズのヴォーカリストとして世界的に活躍し、その美しい歌声が絶賛された彼女は、摂食障害に悩まされ、１９８３年に急性心不全で亡くなりました。まだ32歳だった彼女の死は社会に大きな衝撃を与え、摂食障害が一般の人々に広く知られるきっかけになったのです。

しかし摂食障害は、１９７０年代よりもずっと前からあったようです。ではいつからかというと、研究者の中には、中世ヨーロッパの修道女たちまで遡るという人たちもいます。中世ヨーロッパでは、神に近づくために断食や極端な摂食制限を行い、命を落とす修道女たちがかなりいたことがわかっているのです。断食は悪魔から身を守る方法であり、やせた体は天国への門を通過しやすいと信じられていたそうです。

ただし私は、宗教的な行為としての断食や摂食制限は、基本的に摂食障害とは別ものと考えます。家長主義的で階層的権力構造であったキリスト教団にあって、神と直接つながりたいという求道的な願いによって、修道女たちは食を削り、ついには亡くなったのです。

摂食障害の記録が、初めて医学の文献に登場するのは１６８９年、イギリスの医師リチャード・モートンによってでした。「神経性やせ症」という病名が初めて登場するのは１８７４年、イギリスの医師ウィリアム・ガルが発表した論文においてでした。

当時、神経性やせ症の発症は、貴族やブルジョア階級の子女に限られていました。貴族やブルジョアというと、何不自由なく気ままな暮らしを謳歌していたようなイメージを抱くかもしれませんが、それは男性に限ったこと。女性たちは望まない結婚の強要など、家や世間からの強い抑圧の下での暮らしを余儀なくされ、生きづらさを感じていたのです。そのため、その頃の神経性やせ症の治療法は、患者を家族や友人から引き離すことでした。ガル医師は、「家族、友人は最悪の看護人であり、意識を高く持った人が、定期的に食事を与えるべきだ」と述べています。

現在でも、摂食障害患者の90パーセントは女性です。ただし、摂食障害は貴族やブルジョアの子女がかかる奇病ではなく、誰もがかかる一般的な病気であり、その背景にあるのは〝やせ礼賛〟すなわちダイエットの流行です。米国における摂食障害研究・治療の第一人者であり、米国で最初に摂食障害専門病棟を創設した、コーネル医科大学院のキャサリン・Ａ・ハミル教授も「ダイエットがこれほど広まらなければ、摂食障害もこれほど増えることはなかった」と述べています。摂食障害は、もともとそうなりそうな要素のある人が、ダイエットをすることで発症するというのが、研究者の共通認識なのです。

４　ダイエットすると、子どもが肥満体質になる

更年期に起こる体の変化が、若くして起こる

ダイエットが及ぼす影響は、摂食障害の発症だけではありません。摂食障害と診断されるほどではなくても、やせすぎると精神的・身体的な悪影響があります。精神的には、空腹から食物に過度にとらわれるようになり、注意散漫になりますし、倦怠感や焦燥感が生じます。身体的には基礎代謝が低下し、疲れやすくなります。女性では無月経や不妊、骨量の減少などが生じることもあります。

臨床の現場で患者さんに接していると、ダイエットによって月経が止まっても、それを気にする女性が少ないことに驚きます。無月経になるとは、通常ならば50歳前後で迎える閉経を、若くして迎えてしまったということですから、もっと気にして然るべきなのですが。いずれにせよ、体が実年齢よりもはるかに老化しているわけで、更年期に起こるのと同様の不調が起こります。たとえば、骨量が低下して骨折しやすくなる骨粗鬆症《こつそしょうしょう》は、通常であれば

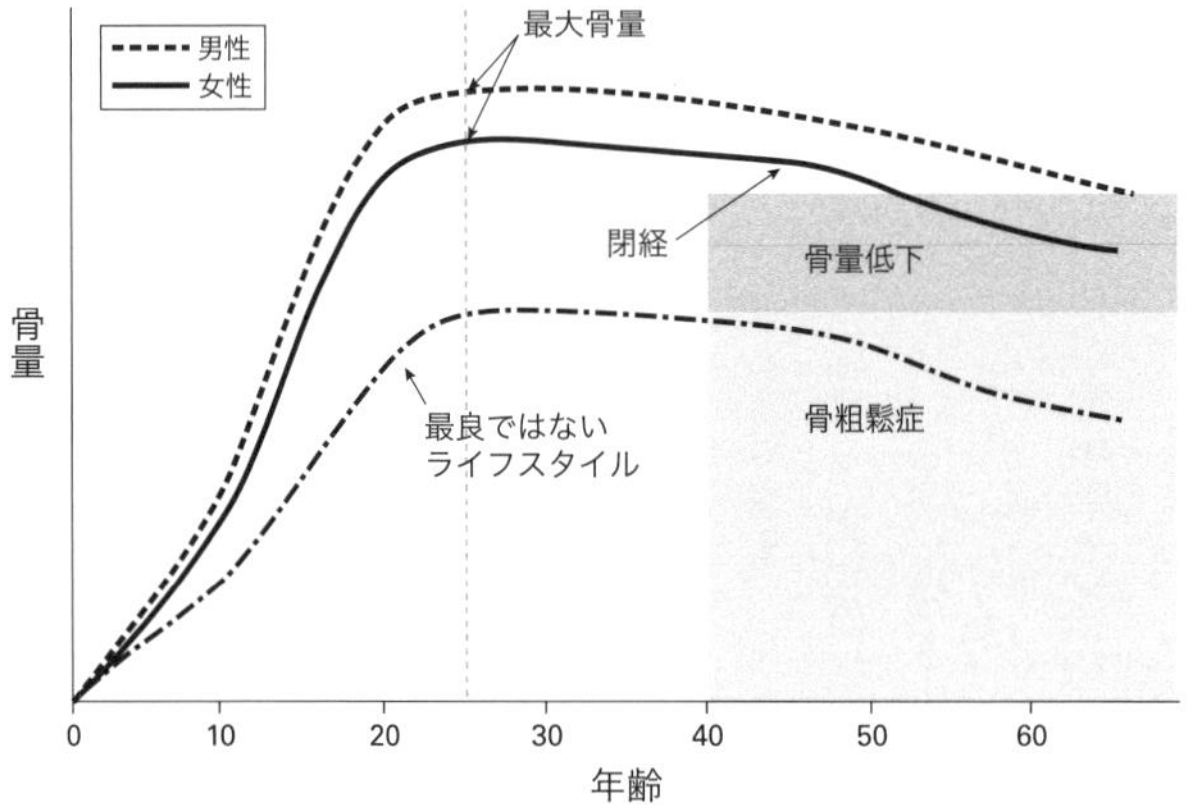

出典）Weaver C. et al.（2016）を改編

図2‐16　骨量のライフサイクル

閉経前後から増えますが、まだ20歳前後なのに骨粗鬆症になって骨折する女性も多いのです（図2‐16）。

グラフを見ていただくとわかる通り、人の骨量は男女ともに20歳前後で最大量に達し、その後は徐々に低下していきます。つまり、20歳前後にどれだけ高い骨量に達していたかが、その後の長い人生の骨量を決めるのです。骨量を高めるには、骨の原料となるカルシウムなどの栄養素をしっかり摂り、なおかつ運動をして負荷をかける必要があります。若い頃にダイエットを続け、カルシウムなどの摂取量が少ないと、骨量を高めるべき時期に骨量を高めることができません。これは男女ともに同様です。

　女性の場合は、その上無月経になったりすると、事態はさらに悪化します。無月経になるとは、すなわち女性ホルモンが減少している状態ですが、女性ホルモンの一種であるエストロゲンには、骨からカルシウムが溶け出すのを抑える働きがあります。したがって、エストロゲンが減少すると骨からカルシウムが溶け出しやすくなって、ますます骨量が減るのです。その結果、本来ならば骨量がピークに達するような年齢で、骨粗鬆症を発症してしまうことがあるのです。このような状態で年をとっていったら、いったい骨はどうなるのでしょうか？

　また、無月経になると、本人は平気でも周囲が心配して病院に連れて行くことがありますが、多くの場合、受診するのは婦人科です。そして婦人科では、月経再開のために、女性ホルモンの補充を行うケースが多々あります。しかし、本当に重要なのは体重の回復で、月経再開にはＢＭＩが19を超える必要があります。

　女性ホルモンを補充すれば、子宮の機能が回復して月経は再開しますが、総摂取エネルギーが低いままでは、脳や心臓、腎臓などほかの重要な臓器に回されていたエネルギーが子宮に回されてしまいます。エネルギーが不足すれば重要な臓器の機能が低下していき、体調がますます悪くなって治療は逆効果。ダイエットが原因で無月経になっている場合は、ホルモン補充療法よりも体重の回復を優先させるべきなのです。

「小さく産んで大きく育てる」は大間違い

女性の場合、さらに見逃せないのが、低出生体重児の問題です。低出生体重児とは、生まれた時の体重が２５００グラム未満の新生児をさします。低出生体重児は、衛生状態と栄養状態がよい豊かな国では少なく、そうでない国では多いという顕著な特徴があります。そのため発展途上国への支援において、健康がどれほど改善したかという効果の指標とされているほどですが、日本ではこの〝常識〟が当てはまりません。日本は衛生状態も栄養状態もよい豊かな国ですが、低出生体重児の割合が増えているのです。

日本の低出生体重児の割合を見ると、戦後まもない１９５１年には、男児６・４パーセント、女児８・３パーセントでしたが、社会が豊かになるにつれて低下し、１９８０年には男児４・８パーセント、女児５・６パーセントになりました。ところが、その頃を底に再び上昇し、２００５年には男児８・５パーセント、女児10・６パーセントになり、２０１０年には男児９・６パーセント、女児11・９パーセントと倍増。戦後まもない衛生状態も栄養状態も悪かった時代よりも、ずっと高いのです（図２-17）。

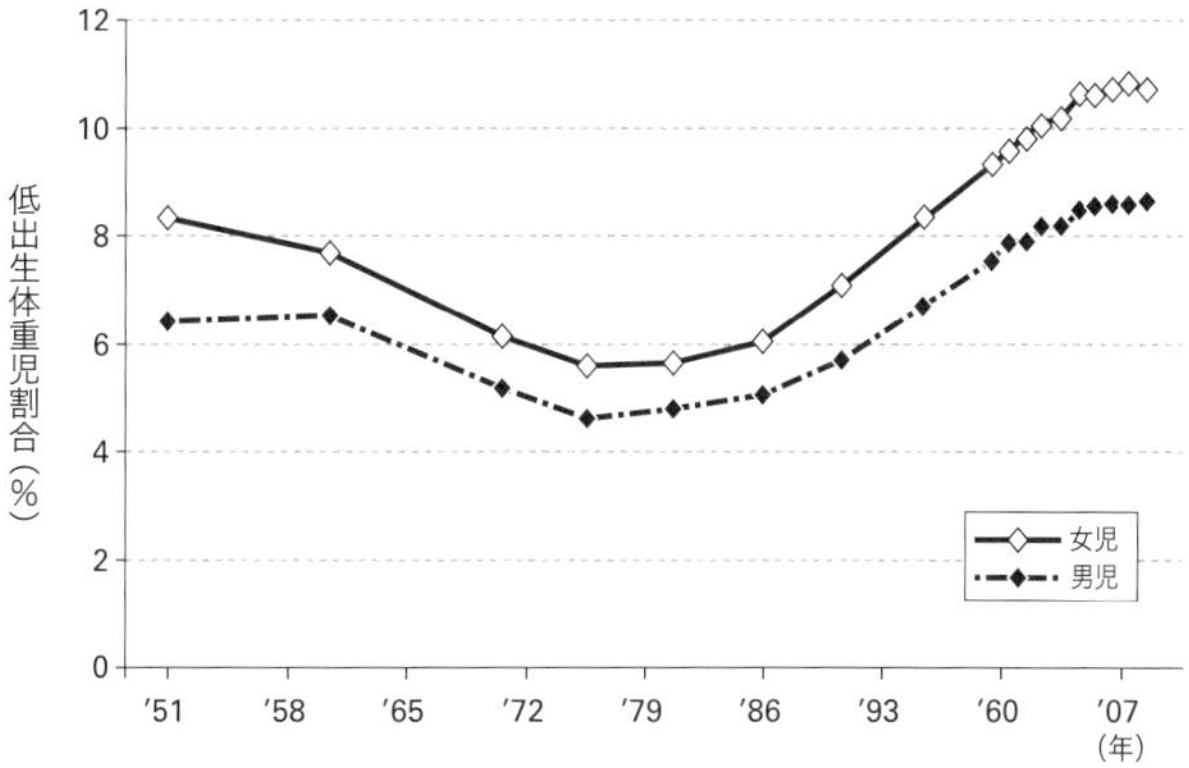

出典）瀧本秀美、吉池信男、加藤則子：【胎生期環境と生活習慣病】　わが国における低出生体重児の増加とその要因　母子保健統計を用いた検討. 医学のあゆみ, 235:817-821, 2010.

図２-17　1951〜2008年の低出生体重児割合（%）の年次推移

これが医療環境の問題でないことは明らかです。たとえば日本の乳幼児の死亡率は、１９５０年には１０００回の出生あたり60・１でしたが、２００８年には２・６と約20分の１以下に激減しています。この数値は先進諸国と比べても低く、一例を挙げれば、イギリスは５・６です。

低出生体重児増加の原因には、喫煙率の増加もありますが、それよりも大きいのが妊婦のエネルギー摂取不足、すなわち若い女性のやせすぎです。妊婦が摂るべきエネルギーは、身体活動レベルが普通（座位中心の仕事だが、職場内での移動や立位での作業・接客など、通勤・買い物での歩行、家事、軽いスポーツのいずれかを含む）の場合、図２-18の通り

妊娠初期（〜13週6日）非妊娠時プラス50kcal
18〜29歳　2050kcal　30〜49歳　2100kcal

妊娠中期（14週0日〜27週6日）非妊娠時プラス250kcal
18〜29歳　2250kcal　30〜49歳　2300kcal

妊娠後期（28週0日〜）非妊娠時プラス450kcal
18〜29歳　2450kcal　30〜49歳　2500kcal

授乳期　非妊娠時プラス350kcal
18〜29歳　2350kcal　30〜49歳　2400kcal

出典）日本人の食事摂取基準（2020年版）

図2-18　妊婦が摂るべきエネルギー（身体活動レベルが普通の場合）

妊娠前のBMI	妊娠全期間を通じての推奨体重増加量	妊娠中期からの1週間あたりの推奨体重増加量
18.5未満	9−12kg	0.3−0.5kg／週
18.5以上25.0未満	7−12kg	
25.0以上30.0未満	個別対応	個別対応

●体格区分は非妊娠時の体格による。
参考）厚生労働省「妊産婦のための食生活指針」の策定について：妊産婦のための食生活指針－「健やか親子21」推進検討会報告書－

出典）https://www.otsuka.co.jp/nutraceutical/about/nutrition/womens-health-and-nutrition/pregnancy-nursing/energy-requirements.html

図2-19　体格区分（ＢＭＩ）による妊娠中の推奨適正体重増加量

です。

ところが、浜松医科大学の研究チームが２０１３年に発表した研究結果によれば、妊婦が実際に摂っていたエネルギーは、平均して１日１６００キロカロリー以下。日本人の食事摂取基準よりもはるかに低かったのです。

実は、若い女性のやせすぎという状況を受けて、２００６年には「妊産婦のための食生活指針」が改定されました。それ以前は妊娠中の太りすぎにばかり注意が向いていて、体重増加を10キロ以内に抑えることが推奨されていたのですが、太りすぎだけでなくやせすぎにも注意する必要があると、指針が変更されたのです。

その結果、今はＢＭＩ別に推奨適正体重増加量が示されています（図２-19）。

しかし、それにもかかわらず、妊婦のやせすぎは解消されていません。妊娠しても体重が変わらないこと、小さく産んで大きく育てることが、あたかもいいことのように喧伝されていて、低出生体重児の割合が減らないのです。

ではいったい、低出生体重児には、どんなリスクがあるのでしょうか？

生まれた時点の体重が低いということは、胎内で十分に育たないうちに生まれたということとですから、呼吸・循環・血液・神経・消化管・腎臓・内分泌と、全身にわたって影響があります。しかもその影響は、新生児期から成人に至るまで、生涯に及びます。

たとえば、新生児期に発症する危険な症状に「高インスリン性低血糖」があります。高インスリン性低血糖とは、文字通りインスリンが過剰に分泌されて低血糖状態になることで、ボーッとする、ひや汗をかく、震えるといった症状が出ます。重篤な場合には痙攣《けいれん》や意識障害が起こり、適切に治療を行わないと、発達遅滞や脳性麻痺などの後遺症が生じたり、死亡したりすることもあります。さらに幼児期から青年期にかけては、低身長の問題も顕在化します。低出生体重児はそうでない人に比べて、低身長になるリスクが7倍以上という報告があるのです。

また、低出生体重児は生活習慣病になりやすいという問題もあります。このことは初め、サウサンプトン大学（英国）医学部のデヴィッド・バーカー教授が、１９８６年に「出生時の体重が低いほど、虚血性心疾患（心筋梗塞、狭心症）によって死亡する率が高い」と報告したことから注目されるようになりました。

バーカー教授は、「子宮内で低栄養だった胎児は、出生時の体重が低いだけでなく、低栄養という環境に適応するために、エネルギーを溜め込みやすい体質になる。その結果、出生後に栄養環境が普通のレベルになると、相対的には過栄養になる。このような胎児期と生後早期の環境によって、体内のさまざまな器官がプログラミングされ、成人期に慢性疾患（生活習慣病）を発症する」という仮説を立てたのです。

肥満との関係で言えば、胎児の時にエネルギー摂取量が少ないと、飢餓に適応してエネルギーを溜め込みやすい体になります。ところが、出生後は一転して通常量の食事が与えられますし、長じてはファストフードとコンビニの飽食環境が待っています。環境が変わっても、一旦飢餓に適応してプログラミングされた体は、エネルギーを溜め込みやすいままですから、否応なく肥満してしまうのです。

この仮説はその後さまざまに検証され、現在では「受精前から学童期までのさまざまな環境によって、その後の環境を予測した適応反応が起こり、その時の環境とその後の環境との適合の度合いが、青年期や老年期の病気のリスクに関与する」という説が広く受け入れられています。要するに、生まれる前から子どもの頃までの環境が心身の状態を左右し、その頃の環境と成人後の環境がうまく合っていないと、病気になるリスクが高まるということです。

いずれにせよ、体重増加を嫌がって妊娠中もエネルギー摂取量を低いままに抑えれば、生まれてきた子どもは将来肥満になり、生活習慣病を発症する危険性が高いということ。やせたい気持ちが我が子を肥満や病気にするという、なんとも皮肉な結果になるのです。

第3章　ダイエットがダメなら、どうすればいいのか？

1　本当に「私は太っている」のか

日本は「太っている」女性が世界一多い?!

第2章では、「ダイエットすると太る」というパラドックスが生じるメカニズムや、ダイエットが心身に及ぼすさまざまな影響について見てきました。ダイエットが自然の摂理に反していること、健康長寿には少し太めの方がいいこと、やせすぎが心と体に甚大な悪影響を及ぼすことなどが、おわかりいただけたと思います。

とはいえダイエットの呪縛は強く、抜け出すのは容易ではありません。「だって、やせていた方がカッコいいから」「だって、みんなダイエットしているから」「だって、途中でやめたら意志が弱いと思われるから」「今よりもいい自分、幸せな自分を手に入れるには、ダイエットを続けるしかない」そんな思いを、なかなか打ち消すことができないのです。

そこで第3章では、私たちがなぜダイエットにとらわれるのかを、社会的背景などを踏まえながら見ていきます。美しさの基準は時代によって異なり、決して不変ではないことも見ていきましょう。その上で、ダイエットの呪縛を解くにはどうすればいいかについて考えます。

ではまず、「私たちが自分の体をどう感じているか」を、意識調査から見ていきましょう。

あなたは、「自分は太っていると感じていますか」「やせようとしていますか」と聞かれたら、どう答えますか？

これは、ロンドン・カレッジ大学（英国）の臨床心理学教授ジェーン・ワードル博士たちが行った意識調査の質問項目です。この調査は世界22か国の大学生男女１万８５１２人を対象に、１９９９年から２００１年にかけて実施されました。調査項目はシンプルで、体重認識（自分を太っていると感じるか）、減量努力（やせようとしているか）、身長、体重、性別、年齢のみです。22か国は、地域による特徴を見るために、以下のように５つのグループに分けられました。

１　北西ヨーロッパ・米国：ベルギー、英国、フランス、ドイツ、アイスランド、アイルランド、オランダ、米国

2　中央・東ヨーロッパ：ブルガリア、ハンガリー、ポーランド、ルーマニア、スロベキア
3　地中海周辺：ギリシア、イタリア、ポルトガル、スペイン
4　太平洋アジア：日本、韓国、タイ
5　南米：コロンビア、ベネズエラ

その結果わかったのは、体重認識や減量努力には、男女差と地域差があることでした。男女差では、たとえば女性はBMIが低くやせているグループでも、「自分は太っている」と感じている人も、「やせようとしている」人も多い。それに対して男性は、BMIが高く太めのグループでも、「自分は太っている」と意識している人も、「やせようとしている」人も少ない、といった違いがありました。

22か国全体の平均では、自分を太っていると感じている人は、女性が45パーセント、男性が25パーセント。やせようとしている人は、女性が51パーセント、男性が21パーセントと、どちらも女性が男性のほぼ倍でした。これは、「やせるべきだ」という圧力が、男性よりも女性に対して強く働いていることを示すものです。

地域差では、「自分は太っていると感じる」「やせようとしている」割合が最も高いのは、男女ともに太平洋アジアグループでした。それに対して、女性では、太っていると感じている人が最も少ないのが北西ヨーロッパ・米国のグループで、やせようとしている人が最も少ないのが北西ヨーロッパ・米国のグループと地中海周辺のグループでした。

男性の場合は、ＢＭＩが中程度まではどの地域もあまり差がないのですが、ＢＭＩが高めになると、自分は太っていると感じる人も、やせようとしている人も、太平洋アジアグループがほかを引き離して高い割合になっています。

ただしこの調査では「ＢＭＩが高め」と言っても、通常イメージするような肥満を意味しません。男性の78・３パーセント、女性の75・８パーセントがＢＭＩ19〜25未満の範囲内だったため、ＢＭＩの階層をＷＨＯの基準にしたがって分けると、大半の人が適正体重になってしまい、比較できないのです。そこで、ＢＭＩを最低から最高まで10分割して、相対的に低い高いがわかるようにしています。

では日本人はどうかと見ると、自分を太っていると感じている人の割合は、男性34パーセント、女性63パーセント。やせようとしている人は、男性39パーセント、女性70パーセントです。22か国中の順位を見ると、太っていると感じている人の多さでは、男性が２位、女性

	「太っていると感じていますか」		「やせようとしていますか」	
	男性	女性	男性	女性
	%	%	%	%
ベルギー	28	59	21	50
英　国	22	39	15	48
フランス	13	38	10	39
ドイツ	20	23	18	42
アイスランド	32	59	27	55
アイルランド	24	45	19	52
オランダ	20	43	15	43
米　国	25	45	25	59
ブルガリア	22	39	19	56
ハンガリー	29	44	23	49
ポーランド	17	36	17	64
ルーマニア	18	34	15	50
スロベキア	29	43	24	49
ギリシア	25	30	29	56
イタリア	19	34	18	45
ポルトガル	30	45	13	29
スペイン	35	48	24	38
日　本	**34**	**63**	**39**	**70**
韓　国	14	43	23	77
タ　イ	31	55	26	54
コロンビア	25	47	21	50
ベネズエラ	31	49	21	51

出典）Wardle J, et al. Int J Obes, 30:644-651, 2006. を改変

図3-1　22か国の大学生への意識調査

が1位。やせようとしている人の多さでは、男性が1位、女性が2位です（図3‐1）。

特に、やせようとしている男性は、2位のギリシア（29パーセント）を10ポイント離して断然トップ。やせようとしている女性も、1位の韓国（77パーセント）と日本の2か国だけが70パーセント台で、3位（ポーランド、64パーセント）以下を大きく引き離しています。

ＢＭＩは、日本人男性が平均21・5、女性は20・5であり、決して太めではありません。男性に至っては、タイ（20・5）、韓国（20・7）に次いで少ない方から3番目なのです。これは米国の男性の、ＢＭＩが平均24・3で22か国中最多であるのに、太っていると感じている人もやせようとしている人も、ともに25パーセントしかいないのと対照的です。女性よりは緩いものの、日本では男性も、やせるべきだというプレッシャーにさらされていると言っていいでしょう。

女性の場合は、男性よりもずっと過酷なプレッシャーにさらされています。自分は太っていると感じている人が63パーセントと、22か国中最多だったわけですが、もちろん日本人女性が世界一太っているわけではありません（平均ＢＭＩ20・5）。たとえば米国人女性はＢＭＩが平均22・6ですが、太っていると感じている人は45パーセントです。太っていると思

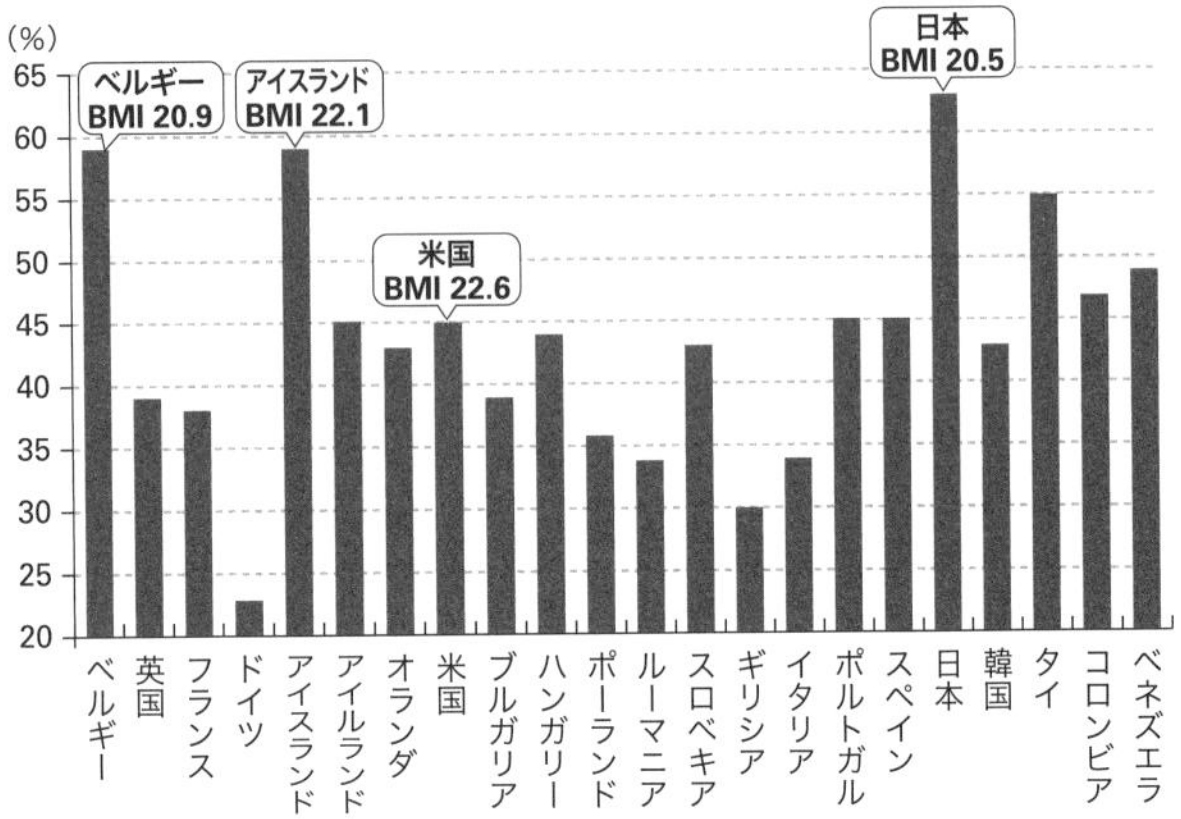

出典）Wardle J, et al. Int J Obes, 30:644-651, 2006.を改編

図3-2　22か国の女子大学生が「自分が太っている」と感じている割合

っている女性が日本人の次に多いのがベルギーやアイスランドの59パーセントですが、平均ＢＭＩはそれぞれ20・9、22・1です。つまり、日本人女性は決して太っていないにもかかわらず、世界一自分を太っていると感じているのです（図3-2）。

この背景にあるのは、「やせ礼賛（thin ideal＝やせていることが理想像であるとする）」文化です。欧米先進国では「太っていることの健康への悪影響」がダイエットをする最も大きな理由ですが、日本はそうではありません。「シンデレラ体重」という言葉が示すように、やせている方が美しいという誤解、あるいは妄信がダイエットの原動力になっているのです。

シンデレラ体重とは、２０１８年２月頃からネット上で話題になりましたが、元は20年ほど前に大手エステティックサロンが打ち出した言葉だそうです。シンデレラのように、惨めな境遇から大逆転して、王子様、あるいは輝かしい未来を手に入れられる体重、という意味でしょうか。シンデレラ体重は「身長（ｍ）×身長（ｍ）×20×０・９」で計算するとありますから、要するにＢＭＩ18・０。適正体重の下限18・５を下回っているわけで、この状態では輝かしい未来を手に入れるどころか、さまざまな不調に悩まされ、栄養不良で倒れてしまうかもしれません。

　日本人女性のＢＭＩが実際にどうかというと、「令和元（２０１９）年国民健康・栄養調査」によれば、大学生を含む年代20～29歳の女性では、ＢＭＩ18・５未満（やせすぎ）が20・７パーセントと、約２割。それに対してＢＭＩ25以上（肥満）は８・９パーセントと、約１割。太りすぎよりもやせすぎの方が、大きな問題なのです。

「太っている」と思わないのにダイエットする、韓国の事情とは

　ところで、日本では男女ともに「自分が太っている」と感じている人も、「やせようとしている」人も多いのですが、お隣の韓国では、いささか事情が異なっています。韓国では、

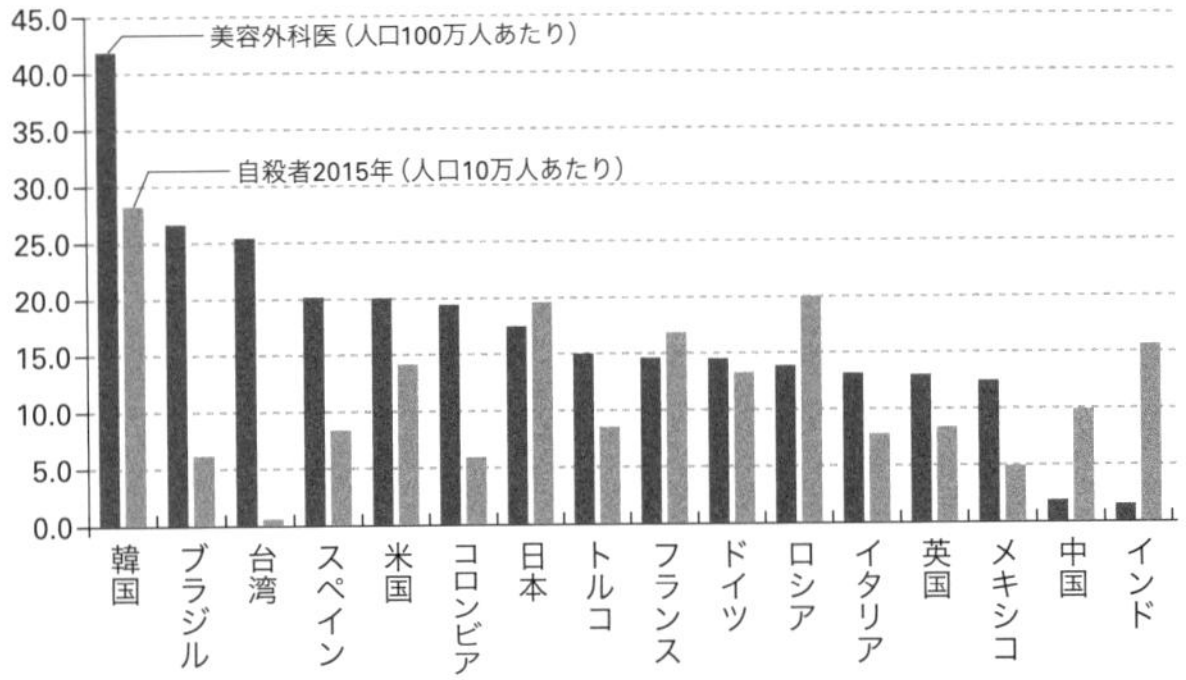

出典）人口10万人当たりの2015年度の自殺者数　World Health Organization: Global Health Observatory data repository: Suicide rates, crude data by country. World Health Organization,, Geneva, 2017.

図3-3　国別の美容外科医数（人口100万人あたり）と、自殺者数（人口10万人あたり）

自分を太っていると感じている男性は14パーセントで、フランスの13パーセントに次いで少ない方から2番目ですが、やせようとしている男性は23パーセントと、22か国の真ん中あたり。太っていると感じている女性は43パーセントと真ん中あたりですが、やせようとしている人は77パーセントと、2位の日本を7ポイント引き離して1位です。

しかも平均BMIは、男性が20・7とタイ（20・5）に次いで少ない方から2番目。女性は19・3で最少です。つまり韓国では、「実際にやせていて、太っていると感じていないにもかかわらず、やせようとしている」人がとても多いのです。

このことは、日本とはまた異なる社会的・

文化的背景があることをうかがわせます。韓国は極端な学歴社会であり、美容整形が盛んなことで知られていますが、そのことと「太っていると感じていないにもかかわらず、やせようとしている人が多い」ことは、根が同じだと考えられるのです（図3-3）。

韓国は1960年代以降、急激に経済成長を遂げましたが、それは限りある資金と資源のほとんどを財閥に集中し、政府と財閥が一丸となって走り続けてきたからです。そのため財閥が市場を独占して、中小企業が育ちませんでした。つまり、一握りの財閥系企業に就職できるかどうかが、その後の人生を大きく左右することになったわけです。

そうなれば当然、財閥系企業に入るにはいい大学に入らなければならず、いい大学に入るにはいい高校に、いい高校に入るにはいい小中学校にと、どんどん受験競争がエスカレートしていきます。そして、塾通いをしてみんな成績がよくなれば、その先にあるのは成績以外の要素、見た目や面接の技術等々です。

つまり、美容整形が盛んなのも、太っていると思っていないのにダイエットに励むのも、みんな将来のため。特に、ワードル博士たちの意識調査は大学生が対象ですから、就職を控えてまさに人生の岐路に立っている人たちです。まったく太っていないどころか、どちらかといえばやせている男子学生がダイエットするのも、77パーセントもの女子学生がダイエットするのも、韓国ならではの社会状況がそうさせているのです。

一言付け加えれば、韓国は10万人あたりの自殺者数も非常に多いのです。学歴社会や美容整形やダイエットと自殺との間に、因果関係が証明されているわけではありません。しかし私としては、それらと自殺の多さの間には、因果関係があると思えてなりません。

「太っている」から、「太っていないけれど」へ

日本では、「自分は太っている」という間違ったボディイメージに基づいてダイエットをする人が多い、はずでした。ところが近年、「太っていないけれど」ダイエットする人が、日本でも増えています。しかもそれが、高校生への調査でわかったのです。

国立青少年教育振興機構が、日本、米国、中国、韓国の高校生を対象に行った調査によれば、自分を「太っている」と感じている日本の高校生は、２０１０年には男子が29・5パーセント、女子が71・1パーセントでした。それが17年には、男子が23・4パーセント、女子が51・9パーセントと、7年間で男子が6・1パーセント、女子が19・2パーセントも減っていたのです（図3-4）。

日本の高校生は低体重が20・2パーセント、適正体重が71・2パーセントで、9割以上が

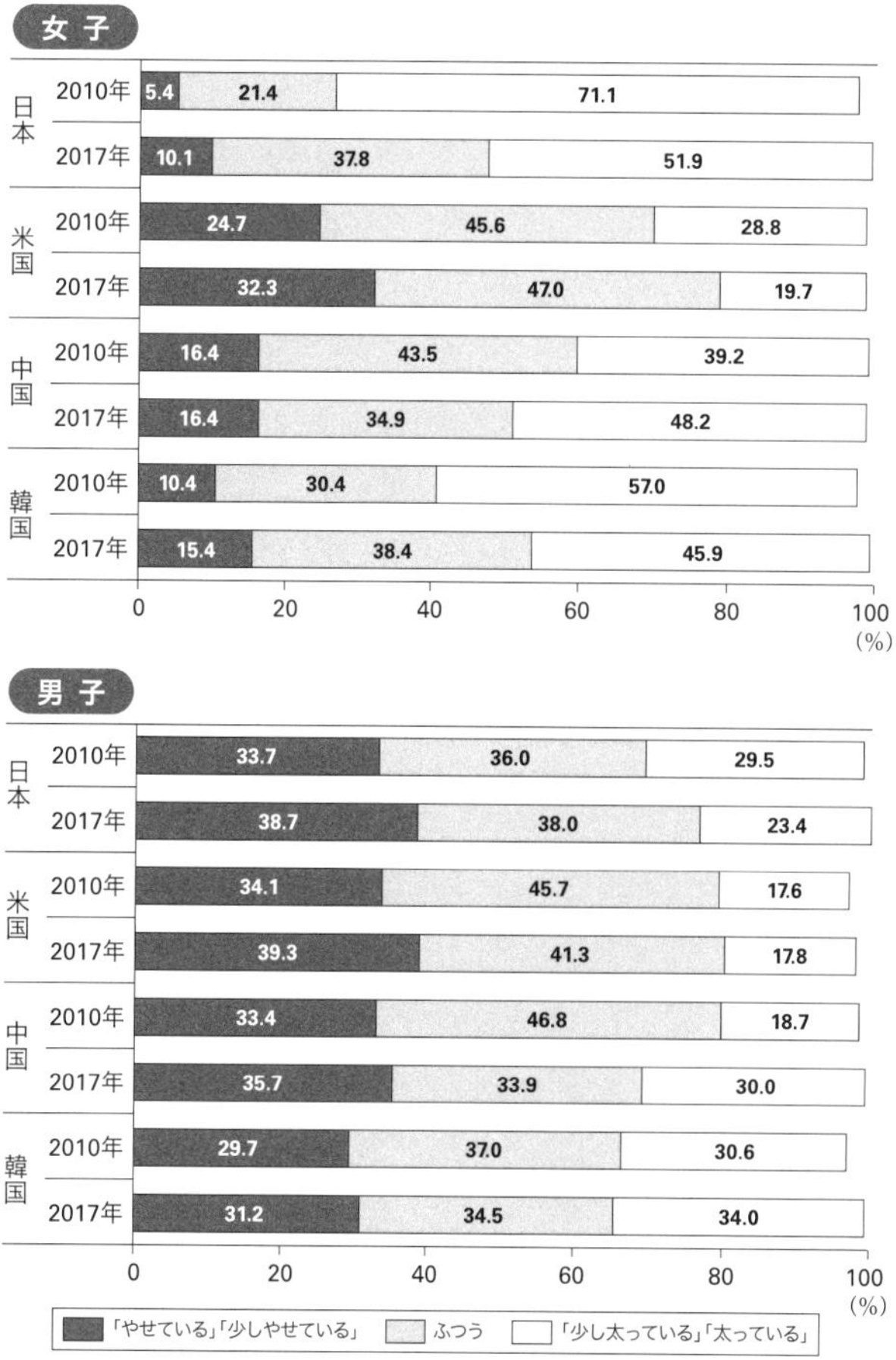

出典）国立青少年教育振興機構: 高校生の心と体の健康に関する意識調査ー日本・米国・中国・韓国の比較ー調査結果の概要. 東京, 国立青少年教育振興機構, 2018.

図3-4　自分の体型をどう思うか（女子、男子）

太っていないわけですから、「太っている」と感じる高校生が減ったのはいいことというか、当然です。ただし、ダイエットする高校生は増えているのです。

最近１年間にダイエットしたことがある男子は10・１パーセントから20・６パーセントと２倍に、女子は46・２パーセントから62・０パーセントと１・３倍になっているのです。この数字は米国の高校生に比べれば低いのですが、そもそもＢＭＩの平均が、男子は米国が23・７であるのに対して、日本は20・８。女子は米国が22・７であるのに対して、日本は20・２と、男女ともに日本の方がかなり低いのです。しかも、自分は「太っている」と感じている人は減っている。要するに、「自分が太っていないことがわかっているのに、ダイエットする」確信犯的な人が増えたのです（図３-５、図３-６、図３-７）。

その理由は、やせ礼賛が低年齢化したせいだと私は考えています。日本産科婦人科学会が２０１８年に行った「原発生無月経（18歳までに初経が来ない）」の原因調査では、摂食障害などの栄養不足が原因で初経がこない割合が８・０パーセントでした。これは米国（３・０パーセント）の倍以上であり、やせ礼賛が初経がくる前の年齢層にまで及んでいることを示しています。初診時の患者さんの年齢は、16歳未満が29・１パーセント、16〜17歳が29・５パーセント、18歳以上が41・４パーセントですから、それより幼い段階ですでに栄養不足

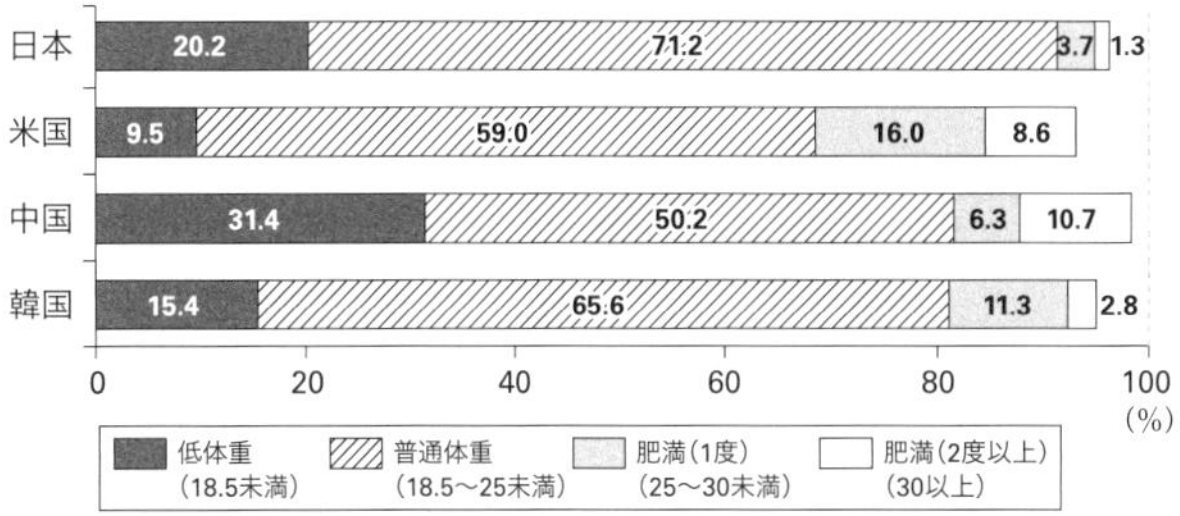

出典）国立青少年教育振興機構: 高校生の心と体の健康に関する意識調査ー日本・米国・中国・韓国の比較ー調査結果の概要. 東京, 国立青少年教育振興機構, 2018.

図3-5　BMI判定

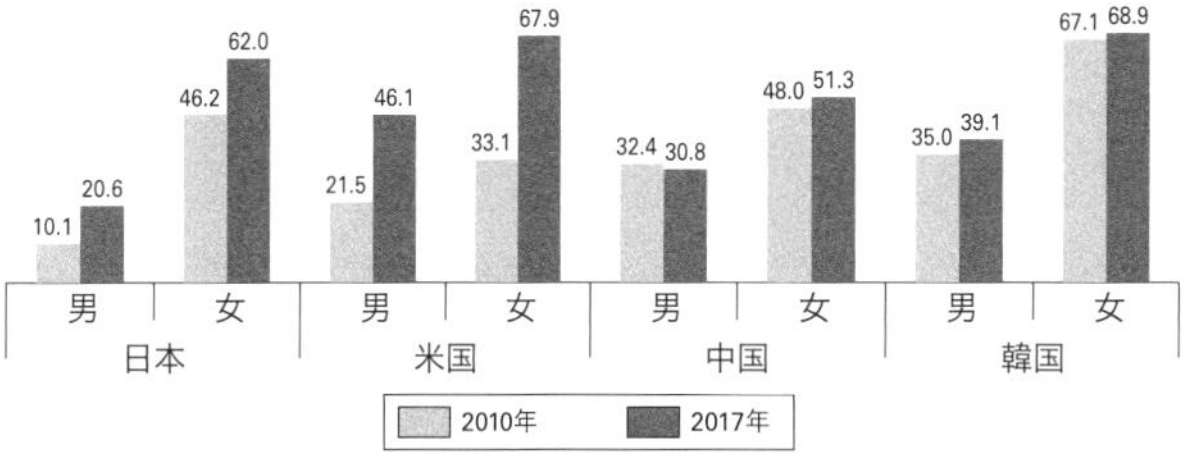

出典）国立青少年教育振興機構: 高校生の心と体の健康に関する意識調査ー日本・米国・中国・韓国の比較ー調査結果の概要. 東京, 国立青少年教育振興機構, 2018.

図3-6　最近1年間、体重を減らす努力をしたことが「ある」

	日本		米国		中国		韓国	
	男子	女子	男子	女子	男子	女子	男子	女子
身長（cm）	170.2	157.4	177.3	163.5	173.9	162.9	174.4	161.3
体重（kg）	60.3	50.1	75.0	60.8	66.8	57.4	68.5	53.7
BMI（肥満度）	20.8	20.2	23.7	22.7	22.0	21.6	22.5	20.6

出典）国立青少年教育振興機構: 高校生の心と体の健康に関する意識調査ー日本・米国・中国・韓国の比較ー調査結果の概要. 東京, 国立青少年教育振興機構, 2018.

図3-7　身長、体重、BMIの平均値

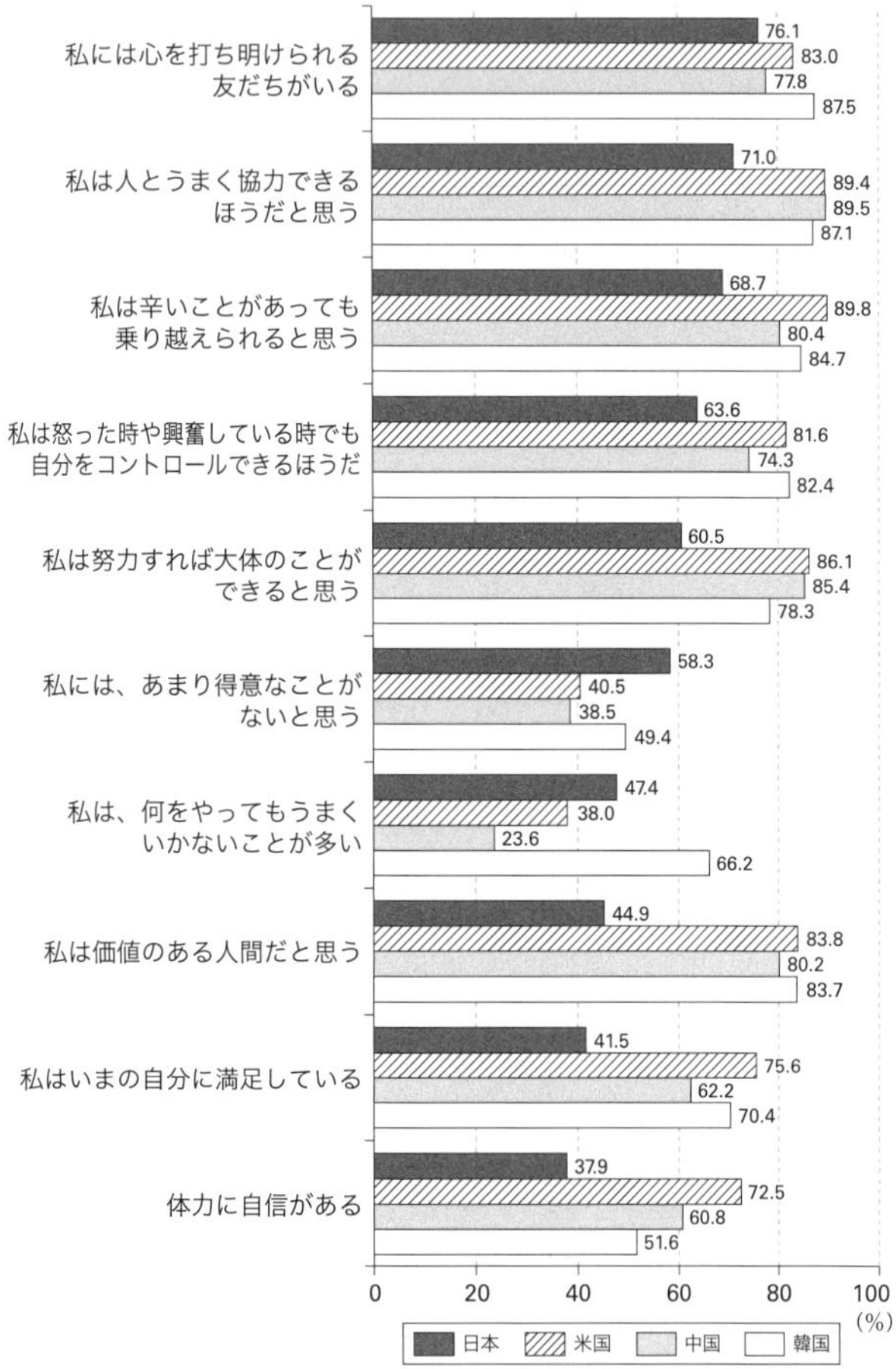

出典）国立青少年教育振興機構: 高校生の心と体の健康に関する意識調査ー日本・米国・中国・韓国の比較ー調査結果の概要. 東京, 国立青少年教育振興機構, 2018.

図 3-8　自己評価（「そうだ」「まあそうだ」と回答した者の割合）

に陥っているわけです。ちなみに、日本人女性の平均初経年齢は12歳だそうです。

ではなぜ、やせ礼賛が低年齢化したのでしょうか？　そこにはメディアの影響が大きく与っていると考えられますが、この点については次項で述べます。心配なのは、日本の高校生の自己肯定感が低いことです。

同じ調査で、日本の高校生は「人とうまく協力できるほうだ」「辛いことがあっても乗り越えられる」「怒った時や興奮している時でも自分をコントロールできる」「努力すれば大体のことができる」「私は価値のある人間だ」「いまの自分に満足している」「体力に自信がある」といった、自己肯定感に関する設問に「そうだ」「まあそうだ」と答えた人の割合が、ほかの３か国に比べて少ないのです（図３‐８）。

自己肯定感が低いために、ダイエットによって自分を変え、自信を持ちたい、自己肯定感を持ちたいと、無意識のうちに思っているのではないでしょうか。このような自己肯定感の低さ、言い換えれば〝生きにくさ〟は、摂食障害の患者さんたちに見られる特徴でもあります。先に、「ほとんどすべての摂食障害は、ダイエットを契機に発症する」「何らかの生きづらさを抱えている人は、ダイエットが生きていく上での救いになると思ってしまう」と述べたのを覚えているでしょうか。生きにくさを抱えた高校生たちがダイエットをすることは、摂食障害に陥ってしまう危険性をはらむ行為であり、早急に対処する必要があるのです。

2 〝美しさ〟の基準が、変わりつつある

いつから「やせていることが美しい」となったのか？

今の日本は〝やせ礼賛〟の真っ只中にありますが、昔からそうだったわけではありません。私たちの研究によれば、日本におけるやせ礼賛は、1970年頃から顕著になっています。

1960年から90年まで、10年ごとに日本人の身長と体重の年齢別平均を見ていくと、男性では近年になるにつれて身長も体重も増えて、体格がよくなっています。BMIも高くなっていて、1990年のグラフがいちばん上に位置しています。ところが女性は、身長の伸びがほぼ止まる15歳以降を見ると、平均身長は近年になるほど高くなっているのに、体重は下がり続けています。その結果BMIも近年になるほど低くなっていて、1990年のグラフがいちばん下に位置しているのです（図3-9）。15〜25歳の女性の平均BMIは、1960年に21・5でしたが、1990年には20・7に下がっています。

その後も平均BMIは低下し続けているわけですが、いったいなぜ1970年頃からやせ

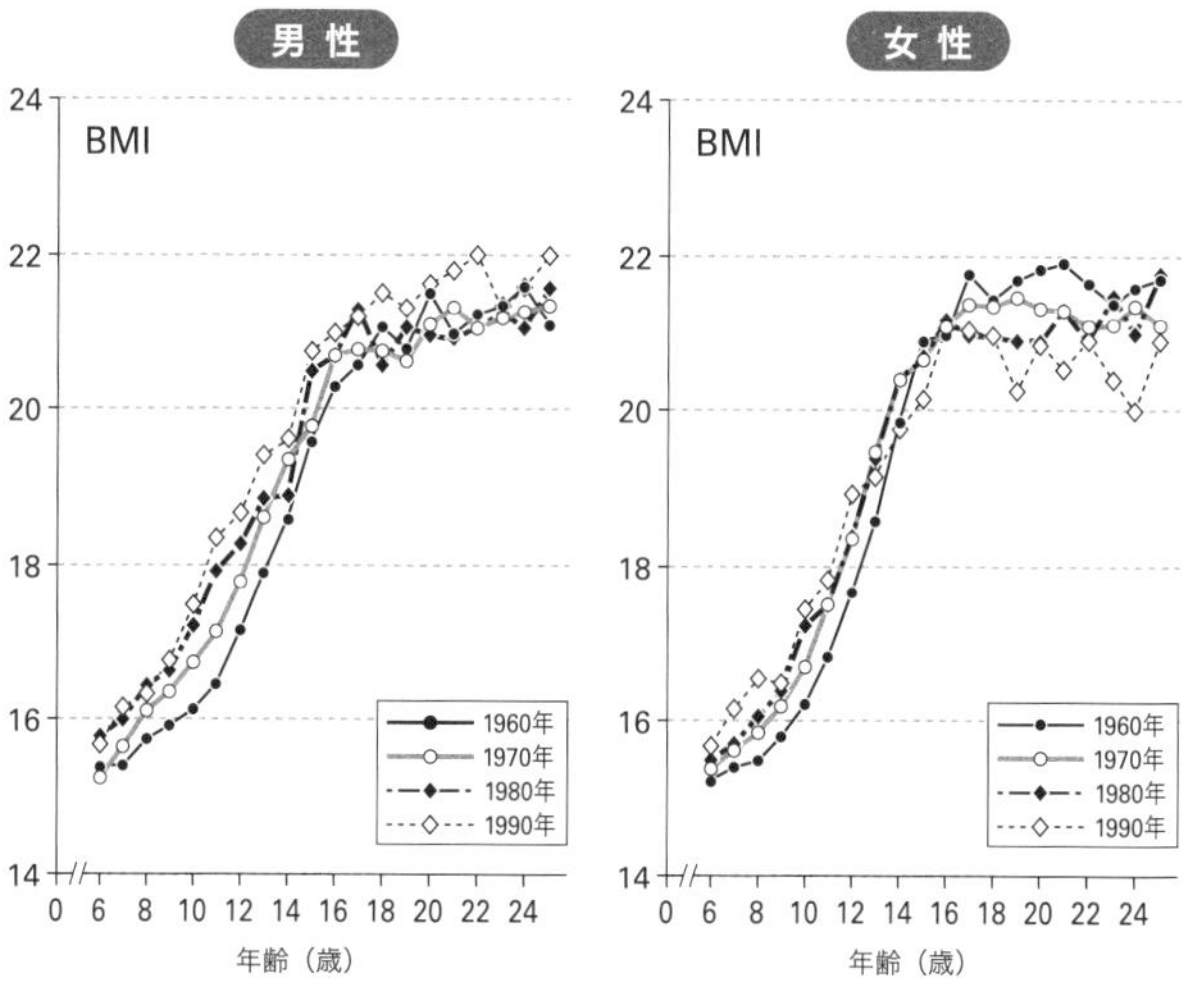

出典）切池信夫, 永田利彦, 白田久美子: 近年における若い女性のBody Mass Index低下について　Eating disordersとの関連から. 臨床精神医学, 25:611-617, 1996.

図3-9　1960〜1990年の年齢別BMIの変化

礼賛が顕著になったのでしょうか？その発端は、先進諸国で起こった高度経済成長でした。

　第２次世界大戦終結後から１９７０年代初頭にかけて、先進諸国に製造業を中心とする持続的な高度経済成長が起こり、豊かな労働者が生まれました。それは同時に、大量生産・大量消費社会の始まりでもあり、若者の暮らしも大きく変わります。たとえばイギリスでは、１９６０年代にロンドンで「スウィンギング・ロンドン」と呼ばれるストリートカルチャーが生まれ、ビートルズ、ミニスカート、サイケデリック・アートなどが一世を風靡《ふうび》しました。

この新たな文化は世界中に波及し、日本もその波に飲み込まれていきますが、その象徴となったのが１９６６年のビートルズ来日と、１９６７年のツイッギー来日です。特にツイッギーの来日は、女性たちのやせ礼賛に火をつける結果となりました。

ツイッギーは「ミニスカートの女王」と呼ばれ、年に１０００万ドルを稼ぐと言われた超売れっ子モデルです。彼女の来日によって日本でもミニスカートが爆発的に流行し、いかにミニスカートが似合うかを競う「ツイッギーコンテスト」が各地で開催されました。ミニスカートの似合う、ツイッギーのように細く長い脚がもてはやされるようになったのですが、当時の彼女は１６８センチ41キロだったそうですから、ＢＭＩ14・5。この数値は、神経性やせ症の最重度に相当します。つまり、やせすぎが美しさの基準になり、やせすぎになることが若い女性たちの目標になってしまったわけで、これを受けて１９７０年代から若年女性のＢＭＩが低下していくのです。

ちなみに、この頃ダイエットを始めた女性たちが、ダイエットを習慣化したまま年齢を重ねたことで、ダイエットをする年齢層が上へと広がっていきました。その結果、今では若い人だけでなく、日本人女性全体の生活習慣としてダイエットが定着している、と言っても過言ではありません。

テレビの影響で美の基準が変わった

やせ礼賛の流行や低年齢化には、少し前までならば雑誌やテレビ、今ではインターネットやSNSなどのメディアが大きく関わっています。それを如実に示すエピソードをご紹介しましょう。ハーバード大学医学部教授のアン・E・ベッカー博士たちの研究で明らかになった、南太平洋の群島国家フィジー共和国における、少女たちへのテレビによる影響です。

フィジーでは従来、健康と豊かさの象徴として胴回りやふくらはぎの大きい太った女性が尊重されていて、やせようという意識がありませんでした。体型を変えるために運動したり、食べ方を変えたりすることに関心がなく、人々は旺盛な食欲で伝統的な食生活を楽しんでいたのです。ところが、1995年にテレビが導入され、アメリカ、オーストラリア、ニュージーランドから輸入されたドラマやシチュエーション・コメディ（登場人物の置かれた状況によって笑わせるコメディ）、ニュースなどが放送されると、価値観が一変します。

テレビ導入から3年後の98年に、日本の高校生に相当する女子生徒30人（平均年齢16・9歳）を対象に行われた、ベッカー博士たちの聞き取り調査では、食事制限やダイエットピルの利用、自己誘発性嘔吐などが見られるようになっていたのです。そして、多くの生徒たちが「テレビのキャラクターのようになりたい」という願望を述べ、一部の生徒は「テレビのキャラクターをまねることで、キャリアが向上する」と考えていたそうです。つまり、〝望ましい仕事（キャビンアテンダントなど）に就くのに最適な体型〟をテレビから学習し、「そうなるべきだ」というプレッシャーを感じていたのです。さらに何人かは、「食べすぎたり太りすぎたりすることは、怠惰を助長する」と述べたそうです。本来、フィジーにはなかった考え方です。

　ベッカー博士は、「メディアのイメージにさらされることは、思春期の若者や若年層に大きな影響を与える」「テレビはフィジーの美的理想を再定義した」「女子生徒たちの乱れた食生活は、体とアイデンティティを再形成して、社会的・経済的なチャンスを高めるための手段であるように見える」と述べています。

　要するに10代の少女たちにとって、テレビの登場人物は美しさの基準というだけでなく、今後の人生で成功するためのロールモデルでもあるのです。このような状況は、テレビかＳＮＳかといった違いはあるものの、現代日本の高校生たちにも共通しています。若者はメディアが発信する情報を自分のアイデンティティとして取り込んでしまいやすいため、「やせていて成功している人」を繰り返し見ることで、「やせることが成功につながる」「やせていることに価値がある」と、思い込んでしまうのです。

母性型から砂時計型、そしてチューブ型へ

現代は、やせている方が美しいとする〝やせ礼賛〟文化の只中にありますが、昔からそうだったわけではありません。西欧を例にとると、女性の理想の体型は、ごく大雑把に言って「母性型」から「砂時計型」へ、そして「チューブ型」へと変わってきました。

母性型とは、おなかやお尻が大きな豊満な体型のことで、古代ギリシアから17世紀頃までは、このようなふくよかな女性が称賛されていました。ふくよかさは古来、子孫繁栄や豊穣の象徴ですから、その価値観が継続していたということでしょう。

それがヴィクトリア朝時代（１８３７〜１９０１年、イギリスにおけるヴィクトリア女王の治世）になると、極端に女性らしさを強調した、細いウエストに豊かな胸とお尻を持つ砂時計型、またはスズメバチ型と言われる体型が流行します。このような体型を作るために女性たちは、コルセットで胴体を締め付け、針金や鯨の骨で作られたクリノリンと呼ばれる下着を着用して、スカートを膨らませたのです（図３-10、図３-11）。

クリノリンはしだいに巨大化し、1860年代には最大に達しますが、その発端となったのが皇太子（ナポレオン4世）を妊娠していたフランスのウジェニー皇后だそうです。妊娠中の姿をカバーするために、極端に大きなクリノリンを用いた彼女の姿が、新たなモードとして流行したのです。しかし、このような姿では動きにくく、暖炉からの引火や転倒の危険などもあり、しだいに廃れていきます。

その後に続くのが、それまでの母性や女性らしさ重視の体型を拒むチューブ型であり、その先駆けがオーストリア＝ハンガリー帝国の皇帝フランツ・ヨーゼフ1世の皇后エリザベート、通称シシィです。エリザベートは1837年生まれ、98年没ですから、その生涯はヴィクトリア朝時代と重なっていますが、コルセットとクリノリンで体型を補正するのではなく、

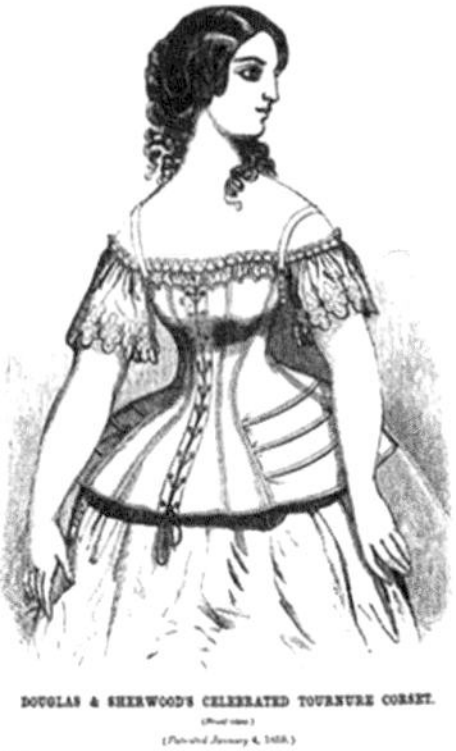

図3-10　コルセットをつけた女性

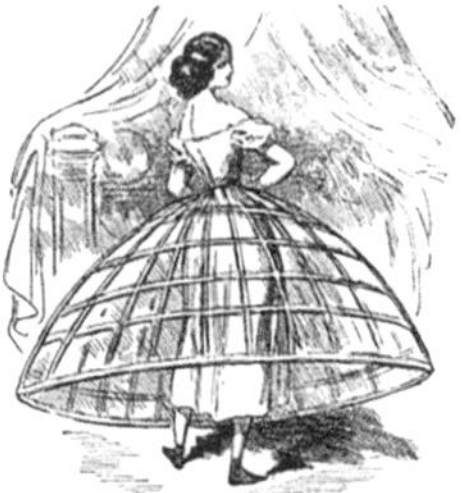

図3-11　クリノリン（crinoline）をつけた女性
出典）Karikatur-Album C. E. Jensen MDCCCCVI 1. page 504

過激なダイエットと運動によって、やせたチューブ型の体型を維持しようとしたのです。

　彼女は身長が１７２・５センチあったそうですが、体重は生涯を通じて45キロを超えることはなかったそうです。これはＢＭＩ15・１で、現代ならば重度の神経性やせ症に分類される状態です。彼女の生活も、まさに神経性やせ症患者そのものであったようです。当時まだ珍しかった体重計を用いて１日に３回体重を量り、朝晩２回はウエスト、太腿、ふくらはぎの太さを測り、激しい運動を何時間もし、絶食に近いようなダイエットをしました。たとえば「牛乳療法」と称して、３日間は食事なしで牛乳と鉱泉の水だけを飲み、４日目に通常の食事を摂ることを繰り返したりしたのです。

　このような生活で健康が維持できるはずもなく、エリザベートは「消化活動が非常に緩慢で、多量のガス発生を伴う」「胃腸の蠕動運動が低下して便秘になり、絶えず膨満感がある」「貧血が高じ」「下肢に水腫」「左心室に肥大が認められ、心臓の機能は非常に弱い」といった症状を呈するようになります。彼女はテロリストに胸を刺されて60歳で亡くなりますが、テロに遭わなくても長生きはできなかったでしょう。

女性の社会進出とともにチューブ型全盛に

エリザベートは、砂時計型全盛のヴィクトリア朝時代にあっては、異色の存在でした。しかし20世紀を迎えると、チューブ型が全盛になります。その背景には、社会の変化がありました。

19世紀後半のヴィクトリア朝時代は、18世紀半ばからイギリスで始まった産業革命が進展して西欧諸国の工業化が進み、工場を所有する資本家とそこで働く労働者の対立が高まっていった時代です。しかしまだ資本家の力が強く、強大な産業国家を建設するという社会の目標が重視されて、個人の欲望は抑えつけられていました。また、男性は外、女性は内と役割分担が明確にされていて、女性は従順で家にいることが求められたのです。

ところが第１次世界大戦（１９１４〜18年）が勃発すると、戦場に駆り出された男性に代わって女性が働かざるを得なくなり、工場労働にも進出します。そのことが女性参政権運動に弾みをつけ、１９１９年にはドイツ、オランダ、ポーランドなどで、１９２０年には米国、カナダでと、女性参政権が次々に獲得されていきました。

同時に、産業や経済の中心が、戦争で疲弊したヨーロッパから好景気の米国に移ります。そして中産階級が誕生し、人々は欲望を抑えつけるのをやめて、物質主義が台頭したのです。

これが「ローリング・トゥエンティズ（狂騒の20年代）」と呼ばれる１９２０年代の米国であり、抑圧から解放された女性たちが理想としたのが、女性であることを拒否したかのようなチューブ型体型だったのです（図３‐12）。

ファッションでは、ウエストのくびれのない、ストレートなシルエットの膝丈のドレスが流行しましたが、それはまた、コルセットやクリノリンで補正しない、自分本来の体型があらわになるということでもあります。体型が人目に晒されるようになったために、１９３０～50年にかけて、ダイエットが大流行するのです。

摂食障害の研究と治療を専門とするイギリスの精神科医、ジェラルド・ラッセル博士とジャネット・トレジャー博士は「やせ礼賛は１９２０年代から始まった」と述べ、当時の状況を〝やせ教（cult of thinness）〟と呼んでいます。やせていることこそ素晴らしいと妄信して、やせるためにダイエットに励む様子が、あたかも信仰のために修行に励むようだという意味でしょう。ちなみにラッセル博士は、世界で初めて神経性過食症の症例を報告した人であり、指を喉に入れて繰り返し嘔吐することで

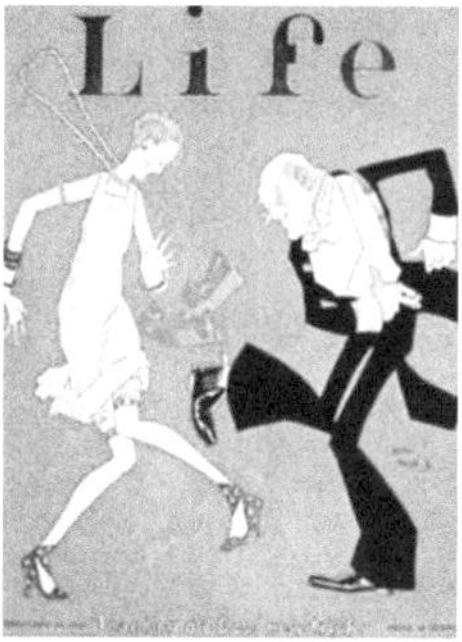

図3-12　チューブ型の女性を描いた雑誌『Life』の表紙（1926年2月）

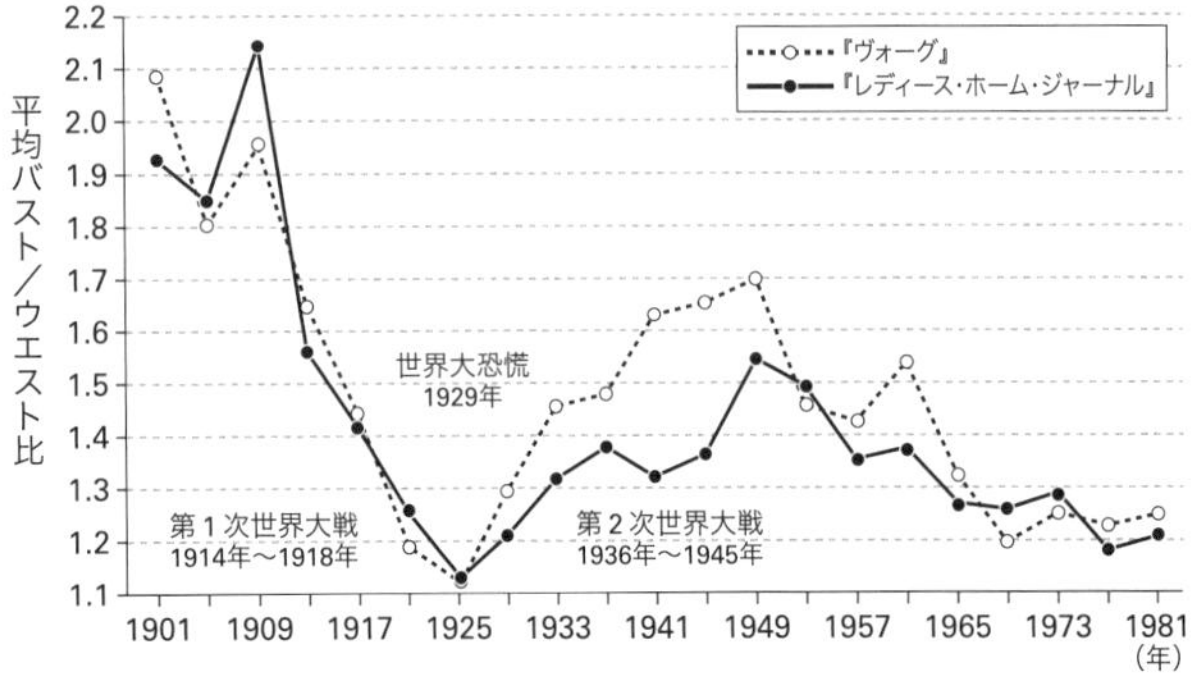

出典）Silverstein B, et al.: Some correlates of the thin standard of bodily attractiveness for women. Int J Eat Disord, 5, 1986. の年表に、第一次、第二次世界大戦、および大恐慌の年代を追加

図3-13　雑誌『ヴォーグ』と『レディース・ホーム・ジャーナル』に見るバスト／ウエスト比

できる〝吐きダコ〟を、博士の名をとって「ラッセル兆候」と呼びます。

このような砂時計型からチューブ型への変化を、雑誌に掲載された女性たちの写真から明らかにした研究があります。ニューヨーク市立大学シティカレッジ（米国）の心理学科教授ブレット・シルバースタイン博士たちの研究です。その研究では、米国のファッション誌『ヴォーグ』と、米国の家庭実用誌『レディース・ホーム・ジャーナル』に登場するモデルたちのバスト／ウエスト比を、水着または下着の写真から割り出して、その変化を4年ごとのグラフにまとめています（図3-13）。

グラフを見ていただくとわかる通り、ヴィ

クトリア朝時代の末年である１９０１年には2前後あったバスト／ウエスト比が、第１次世界大戦勃発とほぼ同時に低下し始め、戦争終結から7年後の１９２５年には１・１と最低になります。バスト／ウエスト比の数値が大きいほど砂時計型で、小さいほどチューブ型ですから、ローリング・トゥエンティズの真っ只中にチューブ型は極まるのです。

ところがその後、バスト／ウエスト比は時代を逆行するかのように増大して、１９４９年には１・６前後になり、それをピークに再び低下し始めます。そして１９６５年以降は、ほぼ１・３を下回っています。１９２０年代に最低になったバスト／ウエスト比が、なぜ再び増大したのか、その原因についてシルバースタイン博士は述べていません。

バスト／ウエスト比が増大した時代は、世界大恐慌（１９２９年）から第２次世界大戦中と、その数年後にかけてです。第１次世界大戦と同じ状況ならば、バスト／ウエスト比は低下するはずですから、戦時中であっても、この時は第１次世界大戦時とはまた異なる状況があったと思われます。それは、１９３０年代から50年代にかけてがハリウッド映画の黄金期であり、エリザベス・テイラーやマリリン・モンローのようなグラマラスな女優が人気を博していたことと関係があるのかもしれません。

いずれにせよ、「ローリング・トゥエンティズ」と呼ばれた１９２０年代も、ツイッギーが活躍した「スウィンギング・ロンドン」の１９６０年代も、先進諸国の女性たちが平和を謳歌できるようになった時代です。チューブ型の流行は、おそらくは平和でなければ起こりえない現象なのです。

やせ傾向が、わずかに反転する兆しも

１９６０年代以降、体型はチューブ型が主流になったわけですが、では体重はどうだったでしょうか?　１９５９年から78年までの20年間、米国の男性向け雑誌『プレイボーイ』のセンターフォールド（中央見開き）を飾る女性・プレイメイトたちの体重を調べた、トロント大学精神医学・心理学科のデビッド・Ｍ・ガーナー博士たちの研究があります。

この当時はまだＢＭＩではなく、生命保険会社が作成した標準身長・体重表（身長ごとに最も死亡率の低い理想的な体重を示した表）を使用していました。そのためプレイメイトたちの平均体重を、標準体重に対する割合で表し、どの程度やせているかを示しています。

その結果は、グラフを見ていただくとわかる通り、１９５９年には標準体重の91パーセントあった平均体重が、１９７８年には83パーセント近くにまで落ちていたのです（図３-14）。

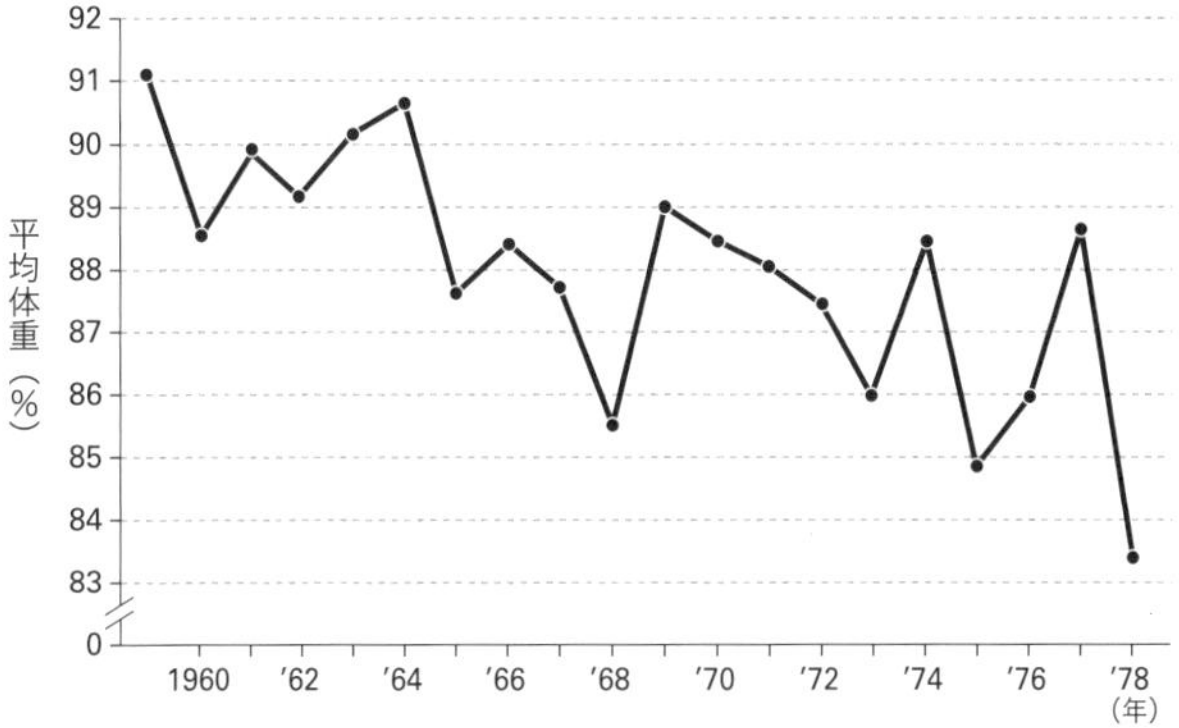

出典）Garner DM, et al.: Cultural expectations of thinness in women. Psychol Rep, 47:483-491, 1980.を改変

図3-14　『プレイボーイ』に登場するプレイメイトたちの平均体重の、標準体重に対する割合

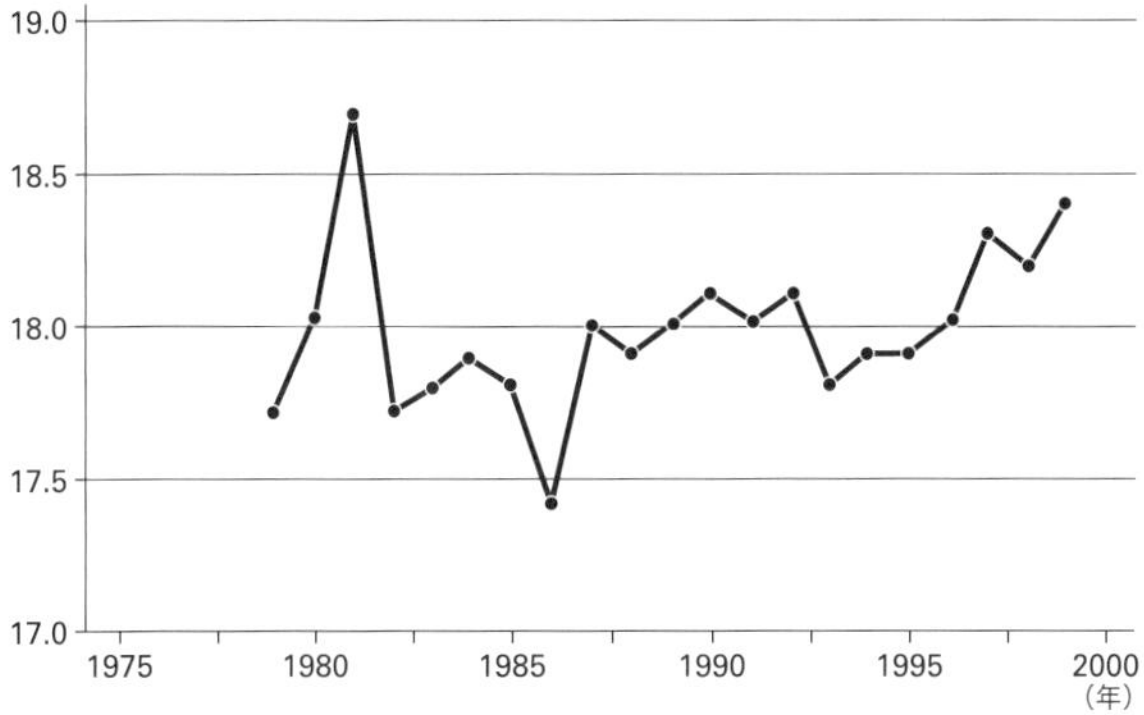

出典）Sypeck MF, et al.: Cultural representations of thinness in women, redux: Playboy magazine's depiction of beauty from 1979 to 1999. Body image, 3:229-235, 2006.

図3-15　『プレイボーイ』に登場する女性たちのBMIの変化

この研究が発表された１９８０年には、摂食障害の権威の一人であるロンドン大学セント・ジョージ病院（英国）精神科教授のアーサー・Ｈ・クリスプ博士も、「特にこの10年で、神経性やせ症が英国で増えてきた」と、著書『神経性やせ症、勝手にさせて（Anorexia nervosa : let me be）』の中で述べています。つまり、プレイメイトたちの体重が低下していくのと、英国における神経性やせ症の増加とは、ほぼ同時進行であったことがわかります。

ところが、アメリカン大学（米国）の心理学者、ミア・フォーリー・サイペック博士たちが、続く１９７９～99年の21年間『プレイボーイ』のセンターフォールドに登場するプレイメイトたちを分析したところ、わずかではありますが、ＢＭＩが上昇傾向に変わっていたのです。「相変わらず低いＢＭＩは継続しているものの、やせ傾向は実際には逆行し始めている可能性がある」と、博士は述べています（図３‐15）。

やせすぎモデルの規制が始まった

プレイメイトたちにはＢＭＩが増える兆しが見えたものの、ファッションの世界では、過酷な状況がますますエスカレートしていきました。２０００年代に入ると、ファッションモデルたちが摂食障害によって死亡する事件が相次いだのです。

２００６年８月には、ウルグアイ出身のトップモデル、ルイゼイ・ラモスが、ファッションショー出演中に、キャットウォークから下がった後不調を訴え、控え室で死亡。22歳でした。死亡時のＢＭＩは14・5で、直接の死因は心不全。摂食障害による低栄養が原因です。同年11月には、ブラジル出身のトップモデル、アナ・カロリナ・レストンが21歳で死亡。死亡時のＢＭＩは13・4で、死因は摂食障害による低栄養と、過食嘔吐による腎不全です。

２００７年２月には、ルイゼイ・ラモスの妹でやはりモデルのエリアナ・ラモスが、心不全で18歳で死亡。摂食障害による低栄養が原因と推定されています。

２００７年11月には、イスラエルのモデルで34歳になるヒラ・エルマリッチも、摂食障害による心不全で亡くなっています。

２０１０年11月には、フランスのモデル、イザベル・カロが低栄養による免疫不全で、28歳で死亡。最も状態が悪かった２００６年頃には、体重が25キロ、ＢＭＩはたった９・２だったそうです。彼女は自分が摂食障害であることを公表し、２００７年９月に開催されたミラノ・ファッションウィーク（ミラノ・コレクション）には、アンチ神経性やせ症キャンペーンのポスター「No Anorexia（神経性やせ症はダメ）」にヌードで出演するなど、行きすぎたダイエットに警鐘を鳴らしていました。また、自身も体重を増やす努力をしていましたが、残念ながら回復することはできませんでした。

このような状況の中、モデルたちを摂食障害から守ろうとする活動が始まります。

まず２００６年９月には、スペインのマドリッド・ファッションウィークで、ＢＭＩ18以下のモデルのファッションショーへの参加が禁止されました。

同年末には、イタリア政府とファッション業界団体が、モデルは摂食障害を患っていないことを証明する診断書を提出しなければならないこと、ＢＭＩ18以下のモデルはファッションショーへの出演禁止、といった行動規則を定めました。

とはいえ、スペインやイタリアの規制には罰則も法的裏付けもありませんでしたし、その後もモデルの摂食障害による死が続いたことは、先に述べた通りです。そこで、法的に規制しようという動きが出てきます。

２０１２年３月には、イスラエルで「低体重モデル使用規制法」が成立。ＢＭＩ18・５未満を低体重と定め、撮影日の前３か月以内に医師の健康診断を受け、低体重でないことを証明できないと、そのモデルを用いた広告の制作を禁止する、としています。また、体型を変えるなど修正した写真には、修正したことが明確にわかるように記載することを求めています。この法律が制定された背景には、イスラエル議会情報研究センターが、２０１０年に出した報告書で「イスラエルにおける摂食障害の増加と、自分の体重やイメージを否定的に捉える風潮の広がりに、メディアが大きく関わっている」と指摘したことがあります。

２０１５年3月にはデンマークで、「デンマークファッション協会」と「摂食障害と自傷行為に反対するデンマーク協会」が、服飾業界団体、モデル労働組合、8つの主要なモデル事務所などと協力して、『デンマークファッション倫理憲章』を制定。すると、大手企業、ファッションブランド、ファッション誌、デザイン学校、広告代理店など３２０社もの企業がたちまち賛同し、憲章に署名しました。

この憲章では、モデルの健康チェックが世界で初めて義務付けられました。専門スタッフが国際的に認められた「摂食障害検査」を用いて面接し、摂食障害のリスクがあるかどうかを評価。リスクがある場合には、程度によって、摂食障害と自傷行為に反対するデンマーク協会の支援セッションに参加すること、あるいは主治医による評価と診療を受けることなどが義務付けられています。また、モデルは16歳以上であること、2時間以上の仕事では、その間に栄養がある健康的な食事を提供することなども規定されています。

２０１５年にはフランスでも動きがありました。国会で、やせすぎモデルを規制する法案が可決されたのです。この法案により、フランスでファッションモデルとして働くには、健康的な体型と体重であることを証明する医師の診断書が必要となり、違反したモデル事務所には、最大7万5000ユーロの罰金と最大6か月の服役が科されることになったのです。さらに、モデルの体型をデジタル修正によって細くしたり太くしたりした場合には、「修正済み」と明記することも義務付けられました。

2016年6月にはロンドン市長が、「地下鉄、トラム、バス、路上広告など、ロンドン交通局のすべての広告スペースで、不健康または非現実的なボディイメージを載せた広告を規制する」と発表。やせすぎたモデルを使用した広告などが、掲載できなくなりました。

2018年10月には、カリフォルニア州議会（米国）で、モデルや芸能人が摂食障害やセクハラと闘うためのタレント保護法が可決され、2019年1月に施行されました。

このように欧米諸国では、モデルたちをやせすぎから守るための規制が相次ぎ、モデルの健康を守る動きが高まっているのですが、日本では相変わらず危機感に乏しい状況が続いています。たとえば、日本のモデル事務所の多くはモデルの体重を公表していませんが、公表しているモデルのBMIを計算してみると、14～16台の女性が多数います。それにもかかわらず、日本を代表するファッションショー「東京コレクション」の主催者である日本ファッション・ウィーク推進機構は、新聞の取材に答えて「日本のショーで、問題があるほどやせすぎのモデルはいない」と、語っています。

また、政府の動きも鈍いものです。２０００年に制定された「21世紀における国民健康づくり運動（健康日本21）」では、「20歳代のやせすぎの割合を15パーセント以下にする」ことが目標でしたが、２０１２年の「21世紀における第二次国民健康づくり運動（健康日本21第二次）」では「20歳代のやせすぎの割合を20パーセント以下にする」と、後退してしまっているのです。

厚生労働省が毎年行っている「国民健康・栄養調査」を見ると、低体重（ＢＭＩ18・５未満）の人の割合は、以下のように推移しています。10代後半と20代の女性では毎年20パーセント前後が、30代女性もほぼ毎年15パーセント以上が低体重と、高止まりしていることがわかります。20代女性のやせすぎは、18年に19・８パーセントと、目標の20パーセントをわずかに下回りましたが、あとは健康日本21の目標に達していません（図３‐16）。

とはいえこの数値は、20代女性のやせすぎがピークに達した２００２年の26・０%に比べれば多少は減っています。高止まりしているとはいえ、低体重の人がどんどん増えているわ

		15〜19歳	20〜29歳	30〜39歳	40〜49歳	50〜59歳	60〜69歳	70歳以上
平成27(2015)年	女性	19.8(%)	22.3(%)	15.5(%)	10.0(%)	11.6(%)	6.7(%)	10.7(%)
	男性	19.8	8.9	3.7	2.7	2.7	3.6	5.3
平成28(2016)年	女性	20.7	20.7	16.8	11.2	10.0	9.0	10.4
	男性	24.0	8.2	5.2	3.7	3.1	3.2	5.1
平成29(2017)年	女性	17.3	21.7	13.4	10.6	10.1	7.1	9.3
	男性	13.0	9.1	3.6	1.6	2.9	4.2	4.6
平成30(2018)年	女性	30.1	19.8	19.3	10.5	10.4	10.0	8.2
	男性	24.1	11.5	3.4	2.5	3.6	2.4	3.6
令和元(2019)年	女性	21.0	20.7	16.4	12.9	10.6	9.4	9.7
	男性	16.3	6.7	5.1	1.7	2.4	4.0	4.5

出典）厚生労働省「国民健康・栄養調査」

図3-16　低体重（BMI 18.5未満）の人の割合（%）の推移

けでもない、といったところなのです。なぜ増え止まったかは不明ですが、若い女性たちが映画や海外ドラマ、インスタグラムなどの影響を即座に受けることを考えれば、欧米でやせすぎモデルが登場しなくなったことを受けて、少しずつ変化が表れているのかもしれません。また、２０１９年には日本摂食障害学会が、やせすぎモデルに対する学会声明を発表しました。

しかし日本ではまだ、欧米ならばファッションショーや広告に出られない、やせすぎたモデルが活躍しています。さらに、日本独自の「KAWAii（かわいい）文化」や、韓流、Ｋ‐ＰＯＰの影響もあって、やせ礼賛の風潮は衰えていません。欧米からの影響に頼るのではなく、法的にやせすぎモデルを規制するなどして、きちんと立ち向かわないと、若い女性のやせすぎを解消することはできないでしょう。

3　健康と美しさを手に入れるために

減らした体重を維持できる人は、ほとんどいない

美しさの基準は時代によって異なり、決して不変ではないことが、おわかりいただけたと思います。やせていることが美しいという規範は、もはや時代遅れなのです。とはいえ、なかには太りすぎている、生活習慣病があるなど、体重を減らす必要のある人もいます。そこで、体重を減らす必要がある場合にはいったいどうすればいいか、についても考えてみたいと思います。

そもそも、糖尿病などがあって医師に減量を命じられた場合を除いて、体重を減らす必要があるのは、いったいどのような場合でしょうか？　日本人では「死亡率が最も低い範囲は男女ともにＢＭＩ21〜27未満（その中でも最も死亡率が低いのは、男性がＢＭＩ25〜27未満、女性が23〜25未満）」という研究結果（第２章１０３ページ）がありますから、ＢＭＩ27程

度まではやせる必要はないわけです。ＢＭＩ27とは、身長１６０センチなら体重は約69キロ、１７０センチなら約78キロです。

個人差がありますから、みんながこれでいいとは限りませんが、一般的にはＢＭＩが27程度までは大丈夫、27を超える場合は健康維持の観点から少し体重を落とした方がいいということです。しかし、ダイエットをすればいいかというと、そうではありません。ダイエットとは、食べ方を変えることで短期間に体重を落とそうとする行為であり、低下した体重を長期間維持できる方法ではないからです。ダイエットで体重を落とし、それを維持することがいかに難しいかは、いくつもの研究が証明しています。

たとえば、肥満研究の最も著名な先駆者の一人、米国の精神科医アルバート・スタンカード博士は、１９５９年に発表した論文で、肥満外来の悲しい結果を報告しました。それによれば、患者１００人のうち、９キロ以上の減量に成功したのは12パーセントで、しかもその体重を２年後まで維持できたのはわずか２パーセント、すなわち２人だけだったそうです。

最近の米国の研究、２０１０年に発表された論文でも、「10パーセントの体重減少を１年間維持できた人は17・３パーセント」とあります。なぜ10パーセントの減量かというと、世界保健機関（ＷＨＯ）と米国国立衛生研究所（ＮＩＨ）が、ＢＭＩ25以上で何らかの病気がある人に、10パーセントの減量を推奨しているため。10パーセントの体重減少を維持できれば、病気の改善が見込めるのです。

この研究では「以前よりも体重減少の維持に成功している」と結論づけていますが、10パーセントの体重減少を1年も維持できない人が大多数なのです。また、同様の研究29本の結果を統合して分析した研究（メタアナリシス研究）によれば、1年で過半数が、3〜5年でほとんどの人が、元の体重に戻ったそうです。要するに、肥満外来を訪れてダイエットに励み、一時的に体重が減っても、減らした体重を長期的に維持できる人はほとんどいないのです。

「ダイエット」と「ライフスタイル変更」はどう違う？

このような状況を受けて行われたのが、ペンシルベニア大学（米国）医学部教授トーマス・A・ワッデン博士たちによる「ライフスタイル変更療法」を用いた研究です。ライフスタイル変更療法とは、食事療法・身体活動・行動療法を併用して長期的に生活習慣を改善し、糖尿病などを改善しようというものです。

研究の対象となった人たちは、５１００人を超す糖尿病患者で、無作為に「ライフスタイル変更群（集中的な生活習慣介入群）」と対照群に分けられました。研究開始時の体重は平均101キロ、腹回りが平均114センチで、主治医から「体重を減らさないと寿命が縮まる」と警告された、いわば崖っぷちに立った人たちです。

具体的には以下のような方法で、体重を10パーセント減らすことを目指しました。

1～6か月目：月に1回の個人カウンセリングと、月に3回の集団カウンセリングを受ける。食事療法として、1日3回の食事のうち2回をスリムファクトシェイクという液体栄養補助食品（液体サプリメント）だけにして、1日あたりの総摂取カロリーを、体重に応じて1200～1800キロカロリーに抑える。身体活動として、1週間に175分以上の早歩きなどを行う。行動療法として、自分がいつ・どこで・何を・どのように・どれくらいするかといった具体的な目標を定め、食事摂取量や体重、身体活動などを記録して、自分自身を監視する。

7～12か月目：月に1回の個人カウンセリングと、月に2回の集団カウンセリングを受ける。1日3回の食事のうち1回をスリムファクトシェイクに。1日の総摂取カロリー目標、身体活動、行動療法は継続。

２〜４年目：月に１回の個人カウンセリングと、月に１回の電話またはメールによる連絡を受け、定期的に集団カウンセリングを受ける。スリムファクトシェイクは使用しない。１日の総摂取カロリー目標、身体活動、行動療法は継続。

４年目以降：月に１回は連絡を受け、年に２〜３回は集団カウンセリングや数日にわたる講習を受ける。スリムファクトシェイクは使用しない。１日の総摂取カロリー目標、身体活動、行動療法は継続。

ちなみに、日本人の食事摂取基準（２０２０年版）によれば、身体活動レベルが「普通」の場合、１日に必要なエネルギー量は、18〜29歳の男性で２６５０、女性で２０００キロカロリー。30〜49歳の男性で２７００、女性で２０５０。50〜64歳の男性で２６００、女性で１９５０です。日本人よりも体の大きな米国人で、しかも肥満した人にとって、１日１２００〜１８００キロカロリーというエネルギー量は、非常に厳しい食事制限なのです。

このような厳しい制限と介入を続けた結果、ライフスタイル変更群の人たちは、最初の年には平均８・６パーセント、４年目で平均４・７パーセント、約10年後の研究終了時でも平均６・０パーセントの体重減少を、維持することができました。体重10パーセント減という目標には及びませんでしたが、10年後にも6パーセントの体重減少を維持できたのは、画期的な成果です。

この研究からわかるのは、たとえ数パーセントでも体重を落とすには、長期にわたる忍耐強い生活習慣の改善が必要だということです。無理な目標を設定し、過激なダイエットによって一時的に体重を落としても、長期間それを継続することは不可能です。なぜならば、強い空腹感、迫りくる飢餓感を耐え抜くことは、人間が生物である限りできないからです。ライフスタイル変更療法を受けた人たちも、カロリー制限をしただけでは、あっという間にリバウンドしたでしょう。カウンセリングや身体活動、行動療法を併用して、生活習慣そのものを改善したからこそ、長期にわたる減量が可能になったのです。

体重を減らす幅は、それほど大きくなくて構いません。世界保健機関と米国国立衛生研究所は、ＢＭＩ25以上で何らかの病気がある人に10パーセントの減量を推奨していますが、実は5パーセント程度の減量で健康上の種々のリスクが改善される、という研究結果があるのです。コペンハーゲン大学（デンマーク）栄養・運動・スポーツ学科准教授のフェイドン・マグコス博士たちの研究で、「5パーセントの体重減で、脂肪組織、肝臓、筋肉のインスリン感受性と、膵臓のβ細胞の機能が改善された」という結果が出ています。要するに、5パーセントの体重減少によって、同時に複数の臓器の代謝機能が改善したということです。

しかし、ライフスタイル変更療法のような厳しく管理された生活は、自分一人では実現不可能です。どうすればいいのでしょうか？　そのヒントが、ブラウン大学（米国）教授のレナ・R・ウィング博士と、コロラド大学（米国）教授のジェームズ・O・ヒル博士が１９９４年に始めた、肥満した人たちのための「全米体重コントロール成功者登録」にあります。

ここに登録できるのは、少なくとも30ポンド（約13・6キロ）の減量を1年以上継続できた、18歳以上の人たちです。これまでに６０００人以上が登録し、減量前のＢＭＩは平均36・7。その人たちが、平均33キロの減量を達成し、5年以上にわたってそれを維持しています。

分析の結果、この人たちには5つの共通点のあることがわかりました。

①低カロリー・低脂質の食事を続けている。

②毎日1時間以上、ウォーキングなどの運動を続けている。

③週に1回以上、定期的に体重を量っている。
④必ず朝食を摂っている。
⑤平日と週末とを問わず、一貫した食事パターンを維持している。

この中で、研究者たちの議論を巻き起こした項目があります。どの項目か、わかるでしょうか?

④の「必ず朝食を摂る」です。毎日朝食を摂ることがなぜ有効なのか、科学的に解明されていないし、ランダム化比較試験で証明されてもいない。したがって、朝食を摂ることが有効だというのは神話にすぎないと、肥満研究の権威たちが声明を出したのです。しかし、それに対して多くの研究者たちから反論がわき起こりました。

「人間が毎日同じように行動するために、どうすればいいのか」は、マウスを使った〝科学的な〟実験ではわからないし、ランダム化比較試験でもわからない、と。マウスを使った科学的な実験とは、朝食を摂ったマウスの代謝が上がるかどうかを見る、といったことをさします。ランダム化比較試験とは、研究の対象者をランダム(無作為)に2つ以上のグループに分け、治療法などの効果を検証する方法です。

さらに研究者たちは、「朝食を抜くと１日の後半に食べすぎるため、毎日朝食を摂ることが肥満防止策になる」という一般的な概念は、今のところ推定以上のものではない。しかし、朝食を抜くとその後で食べすぎるというだけでなく、食事のタイミングによっては、その後の食事の量が少なくなることも示唆されている。いくつかの調査や研究で、「朝食を食べる頻度が高いほどＢＭＩが低い」こと、「１日分のカロリーの多くを早い時間帯に摂ると太らない」ことが示されている、とも反論しました。

この議論を、あなたはどう思いますか？　私は、朝食を摂ることは、生活のリズムを作るという意味でも、体重コントロールに有効だと考えています。実際に減量を維持している人たちは朝食を摂っているわけですし、彼らは「時間の経過とともに、体重減少を維持することが容易になった」と言っているそうです。つまり、①～⑤が生活習慣になった、ということでしょう。

結局、低カロリー・低脂質の食事、１時間程度の運動、体重測定、朝食、一貫した食事パターンの維持（羽目を外さない）、この５つが、健康的な体重を維持するポイントだと言っていいでしょう。さらに登録者には、ほとんどファストフードを食べない、外食の回数が少ない、といった特徴もあるそうです。誘惑が多い現代社会で健康的な体重を維持するには、体重が増えないことを最優先にして、地道な生活を送り続けることが重要なのです。

結局、何を食べればいいのか？

全米体重コントロール成功者登録の共通点の一つに、「低カロリー・低脂質の食事を続けている」がありますが、具体的にはどのような食事をすればいいのでしょうか？　そのヒントが、ハーバード大学（米国）公衆衛生学部のアイリス・シャイ博士たちの研究にあります。

この研究は、イスラエルにある研究センターの診療所で行われました。対象者は40～65歳の322人で、ＢＭＩ27以上または糖尿病か冠動脈性心疾患（狭心症、心筋梗塞）の既往歴のある人。平均年齢は52歳、平均ＢＭＩは31、男性が86パーセントです。この人たちを無作為に、カロリー制限ありの脂質制限（低脂肪）食、カロリー制限ありの地中海食、カロリー制限なしの糖質制限（低炭水化物）食の3つのグループに分け、体重やコレステロール値、血圧などを2年間追跡したのです。ちなみにカロリー制限ありの場合、1日の総摂取カロリーは男性が1800キロカロリー、女性が1500キロカロリーです。

その結果、減少した体重の平均は、脂質制限食で2・9キロ、地中海食で4・4キロ、糖質制限食で4・7キロでした。カロリー制限なしの糖質制限食が、もっとも体重減少に効果があったのです。

ところが、さらに4年間追跡調査をしたところ、調査終了時（開始から6年後の時点）には、減少した体重の平均が、脂質制限食で0・6キロ、地中海食で3・1キロ、糖質制限食で1・7キロになっていました。脂質制限食はスタート時とほとんど差がなくなり、糖質制限食はリバウンド幅が大きかったため、地中海食が最も効果がある、という結果になったのです。地中海食はまた、循環器疾患のリスクを下げる、血糖や脂質コントロールの点で脂質制限食と同様の効果がある、等々の報告もあります。

こう説明すると、「ぜひ、地中海食を」となると思いますが、日本の医学雑誌には地中海食があまり取り上げられていません。地中海食とはどのようなものかというと、オリーブオイルと魚、野菜、果物、豆類、穀類を多く摂り、バターなどの動物性脂肪や乳製品、肉類の摂取量は少なく、適度にワインを飲むというものです。医学雑誌に地中海食が取り上げられない理由は不明ですが、おそらく日本人の食生活に馴染まないからではないでしょうか。日本人も魚を多く食べますし、パスタやピザには馴染みがありますが、オリーブオイル中心の味付けを毎日続けるのは、つらい気がします。とにかく続けることが大事ですから、嗜好に合わない食事ではダメなのです。

では、どうするか？　結論としては、糖質制限が日本人にとって馴染みやすく、継続可能な食事療法であると言っていいでしょう。ただし第1章で述べたように、極端な糖質制限は体に悪いことがわかっています。最も死亡率が低いのは、総摂取カロリーの50〜55パーセントを炭水化物から摂った人たちで、それ以上でも以下でも死亡率が上昇します。したがって日本人の肥満解消には、ご飯を大盛りに食べていた人は普通盛りか小盛りにする、ラーメンが大好きな人は週1回に制限する、という程度の「緩やかな糖質制限」が適しているのです。

ダイエットの呪縛から解放される

ここまで、ダイエットに関わる意識や社会的背景、美しいとされる体型の変遷、ライフスタイル変更療法とそれを日常に生かすヒントなどを見てきました。何らかの病気があって医師に減量を指示されている場合を除き、個人差はありますが、一般的には男女ともにＢＭＩ27程度まではやせる必要がないこと。やせる必要がある場合には、生活習慣そのものを変えることが大事であることなどが、おわかりいただけたと思います。ダイエットするとかえって太ること、やせすぎが心身に悪影響を及ぼすこと、悪影響は自分だけでなく世代を超えてしまうことなども、すでに見てきました。

しかし、ダイエットの難しいところは、よくないとわかっていても、「やせるべきだ」という呪縛からなかなか抜け出せないところです。摂食障害の患者さんは、病的にやせているのに、待合室で自分よりもやせた（非常に具合が悪そうな）患者さんを見ると、うらやましがります。例えば体重30キロぐらいと、すでにガリガリにやせているのに、「私はあの人より太っている！」と言うのです。

そこで最後に、私たちはいったいなぜ、こんなにも強くダイエットにとらわれてしまうのかを、考えてみましょう。そのヒントは、摂食障害の患者さんにあります。

ダイエットをしても摂食障害になる人とならない人がいますが、摂食障害になる患者さんには、生物学的な脆弱性（もろさ）と心理学的な脆弱性があるとされています。生物学的な脆弱性とは、神経伝達物質の分泌量や特定の遺伝子との関連などをさしますが、ヒントになるのは心理学的な脆弱性の一つ、「臨床的完全主義」です。

「臨床的完全主義」とは、「負の側面があるにもかかわらず、より高い目標を自らに課し、それが自己の評価に深く関連している」と学問的に定義されます。具体的には、「やせすぎると心身に悪影響があるにもかかわらず、さらにやせることを目標にして、その目標が達成できないと落ち込む」といった状態です。

患者さんたちは多くの場合、なんらかの生きづらさがあって、それを解消する手段としてダイエットを始めます。人間関係が不器用だったり、あまりにも心配性だったり、人を信じられなかったり、心に傷を負っていたり。自己肯定感が持てないのです。ところが、ダイエットをして体重が減ったり、周囲の人から「やせたね」と言われたりすると、自分が何かを成し遂げたような、みんなに認められたような気がして、とても嬉しく、どんどんダイエットにのめり込んでいきます。手段であったはずのダイエットが、目的になってしまうのです。

とはいえ、ダイエットは必ずリバウンドします。しかし、もはやダイエットが生きる目的ですから、ダイエットをやめるわけにはいきません。ダイエットする前の〝かっこ悪い〟自分に戻るわけにはいかないのです。そこで、より高い目標を設定して、再びダイエットに励みます。そして、ダイエットとリバウンドを繰り返すうちに、摂食障害に陥ってしまうのです。

私はこのような臨床的完全主義を〝負けず嫌い〟と呼んでいますが、この負けず嫌いは、摂食障害の患者さんに限ったことではありません。

たとえば中国では、大企業のトップや共産党・政府機関の幹部の自殺が、年間40件以上起きています。記憶に新しいところでは、２０２０年8月に、中国の鉄道建設プロジェクトを一手に担う中国鉄道建設グループのトップ、陳奮健会長が、汚職で取り調べを受け、飛び降り自殺をしています。この企業は、米国の経済誌『フォーチュン』の「世界の企業トップ５００」で54位にランキングされたほか、「世界最大の建設プロジェクト請負業者２５０社」でも3位になるなど、世界トップクラス。しかも陳氏は党委員会書記、全国人民代表大会委員なども兼務する、名士中の名士だったそうです。

一見、摂食障害とは何の関係もなさそうですが、「負の側面があるにもかかわらず、より高い目標を自らに課し、それが自己の評価に深く関連している」という意味で、陳氏もまた臨床的完全主義に陥っていたと言えるのではないでしょうか。

元を正せば、働くことや上を目指すことは、自分や家族の幸せのため、あるいは国民や国家のためだったはずです。ところが、いつの間にか本末が転倒して、上を目指すことが目的になってしまいます。熾烈な権力闘争や汚職という深い陥穽《かんせい》が待ち構えていることを知りながら上を目指し、ある程度の地位と権力と財産を得てからも、もっと上へ、もっと上へと限りなく高い目標を自らに課して、日夜励んだのです。

その結果、汚職が露見して、当局の取り調べを受けた。近い将来、地位も権力も財産も、名誉も、すべて失うことが目に見えています。そうなれば、元の木阿弥。なんの権限もないちっぽけな、かっこ悪い自分に戻らざるをえません。それは我慢できない。誰からも認められない、惨めな自分は受け入れられない。その挙句が、自殺という悲しい結末だったのです。私には陳氏が、やせ細って死んでいった摂食障害の患者さんたちの姿に重なって見えます。そして、陳氏のような人は、日本にも大勢いると思います。

では、いったいなぜ、人はこのような〝負けず嫌い〟な状態に陥るのでしょうか？　ここには「自己実現の欲求」が関わっています。

自己実現とは、米国の心理学者アブラハム・マズロー博士が１９４３年に発表した論文『人間の動機付けに関する理論』の中で唱えた、「欲求５段階説」に出てくる概念です。自己実現の欲求は、生理的欲求をはじめとする人間の欲求の中でも上位にくる欲求で、「自分の能力を最大限に発揮して目標を達成したい」という気持ち。言い換えれば、「自分が潜在的に持っている能力と可能性を実現したい」「自分らしくなりたい」という欲求です。

マズロー博士は、自己実現の概念を産業心理学に敷衍《ふえん》して、人々が仕事を通じて自己実現できるような環境を作ることが、効率向上につながるため、企業経営や組織のマネジメントにおいて重要だとしました。この考え方は経営理論においてだけでなく、今や個人の生活や教育にまで大きな影響を与えています。一例をあげれば、学生たちは就職活動の際に「自己実現できる仕事をしたい」「仕事で自己実現したい」と言ったりしますが、これはそう教育されてきたからです。学校で学ぶのも、就職するのも自己実現のため。学生だけでなく、社会人である私たちも、仕事はもちろんボランティアや趣味の活動などすべてが、自己実現の一環だと思っていたりします。

　もともと「自分の能力を最大限に発揮して、目標を達成したい」という欲求があるところへ持ってきて、「自己実現が大事だ」と機会あるごとに言われてきた私たち現代人は、いつの間にか「自己実現こそが、人生における大事だ」「自己実現しなければ、生きている意味がない」と思い込んでしまった、と言っても過言ではありません。そのため、自己実現欲求が誤った方向に動機づけられると、悲しい結果を招くことがあります。

　たとえば、「お客様に喜んでいただくことこそがやりがいだ」という経営側から与えられた価値観を、自分の価値観として取り込み（内面化し）、これこそが自己実現だと思い込んでしまうと、無理なシフトも「お客様のため」と受け入れるようになります。お客様が喜べば、やりがいを感じてさらに無理を重ね、長時間労働でフラフラになっても、まだ仕事を続けてしまいます。

やりがいをエサに長時間労働を強いるのは、ブラック企業の常套手段のようですが、ダイエットも同じこと。「やせることで輝かしい未来が手に入る」という外から与えられた価値観を内面化し、やせることこそが自己実現だと思い込むと、自己実現欲求にからめ取られて、ダイエットの呪縛から逃れられなくなります。心の平和や穏やかさから遠く離れ、競争に取りつかれてしまうのです。

では、どうすればいいのでしょうか?

まず、自己実現に疑問を持つことです。真面目な人ほど内面化した価値観に忠実で、その価値観に基づいて自己実現しようと、一生懸命努力してしまいがちです。つい、負けず嫌いを発揮してしまうのです。そうした努力や競争を、ちょっと脇に置いて冷静になってみてください。そして、なりたい自分は、本当に自分のなりたい自分なのかを、改めて考えてみてください。

ダイエットしてやせることは、本当に自分のなりたい自分なのでしょうか? フィジーの少女たちは、テレビが来る前は、誰もやせたいとは思っていませんでした。やせたキャビンアテンダントが活躍するテレビ番組を見て、「キャビンアテンダントになるには、やせなければいけない」と思い込んでしまったのですが、やせていなければキャビンアテンダントになれないわけでも、やせていればなれるわけでもありません。摂食障害の患者さんは、元はと言えば「生きづらさをなんとかしたい」と、思っていたはずです。あなたは、どうでしょうか。どうして「やせよう」と思ったのでしょうか。

摂食障害の治療では、患者さんが生きづらさの中を生き抜いてきたことを発見・確認し、そうした自分をほめてよいこと、生きていく力があることを伝えた上で、やせることへの執着を捨て去ることを話し合います。どのような生きづらさを抱えているかを治療者が見いだし、その生きづらさを解決する方法があること、やせることは何の解決にもなってこなかったことを振り返ります。すると、ほとんどの患者さんは驚き、戸惑いながらも、やせることへの執着の虚しさに気づいていきます。

私たちがダイエットの呪縛から逃れる方法も、実は同じです。競争や自己実現とは全く異なる視点を見いだせばいいのです。

みんなやっているからと、流されて競争ばかりしていては幸せになれません。立ち止まって考えることの方が大切ですし、それができた時、真に穏やかで心豊かな毎日が手に入ると私は思うのです。

on peak bone mass development and lifestyle factors: a systematic review and implementation recommendations. Osteoporos. Int., 27:1281-1386, 2016.

Wilfley DE, Rodin J: Cultural influence on eating disorders, in Brownell KD, Fairburn CG (eds): Eating disorders and obesity : a comprehensive handbook. Guilford Press, New York, 1995, pp 78-82.

Wing RR, Phelan S: Long-term weight loss maintenance. Am J Clin Nutr, 82:222S-225S, 2005.

World Health Organization: Physical status: the use and interpretation of anthropometry. Report of a WHO Expert Committee (Technical Report Series No. 854). World Health Organization,, Geneva, 1995.

World Health Organization: Global Health Observatory data repository: Suicide rates, crude data by country. World Health Organization,, Geneva, 2017.

World Health Organization: Global Health Observatory (GHO) data: Overweight and obesity. http://www.who.int/gho/data/node.main.A896?lang=en, World Health Organization,, Geneva, 2018

Yokomichi H, et al.: Dementia risk by combinations of metabolic diseases and body mass index: Japan Gerontological Evaluation Study Cohort Study. J Diabetes Investig, 2019.

文中のカタカナ人名表記については下記を参照

佐藤理史：外国人名のカタカナ表記推定．Japlo YEAR BOOK 2018 寄稿集：292-295, 2018.

Silverstein B, et al.: Some correlates of the thin standard of bodily attractiveness for women. Int J Eat Disord, 5, 1986.
Stackpole T, New York Times: You Call It Starvation. I Call It Biohacking. Welcome to the bro-y world of extreme dieting. Or is it disordered eating?(July 11, 2019, Section SR, Page 9 of the New York edition with the headline: Starvation?): New York Times, . NY, 2019.
Stice E, et al.: Weight suppression and risk of future increases in body mass: effects of suppressed resting metabolic rate and energy expenditure. Am J Clin Nutr, 94:7-11, 2011.
Stice E, Davis K, Miller NP, et al.: Fasting increases risk for onset of binge eating and bulimic pathology: a 5-year prospective study. J Abnorm Psychol, 117:941-946, 2008.
Stunkard A, et al.: The results of treatment for obesity: a review of the literature and report of a series. AMA Arch Intern Med, 103:79-85, 1959.
末永泉，ほか：コホート研究の成果と新展開　日本の大規模コホート研究の成果 JPHC Study【がんの疫学 Update- がん予防のための最新エビデンス】．医学のあゆみ，241:358-365, 2012.
Sullivan PF: Mortality in anorexia nervosa. Am J Psychiatry, 152:1073-1074, 1995.
Sypeck MF, et al.: Cultural representations of thinness in women, redux: Playboy magazine's depiction of beauty from 1979 to 1999. Body image, 3:229-235, 2006.
瀧本秀美，吉池信男：やせの疫学．Pharma Medica, 27:9-12, 2009.
瀧本秀美，ほか：わが国における低出生体重児の増加とその要因　母子保健統計を用いた検討．医学のあゆみ，235:817-821, 2010.
田中喜代次，中田由夫：減量しながら筋肉量および基礎代謝量を高めることは可能か？．体力科学，66:209-212, 2017.
田中茂穂：総論エネルギー消費量とその測定方法．静脈経腸栄養，24:1013-1019, 2009.
谷本陽子，福島憲佑：仏、やせ過ぎモデル法規制．読売新聞，2016 年 03 月 22 日
禹晳熏，翻訳 朴権一，ほか：韓国ワーキングプア 88 万ウォン世代．明石書店，東京，2009.
Vandereycken W: From fasting saints to anorexic girls : the history of self-starvation. New York University Press, Washington Square, N.Y., 1994.（野上芳美翻訳，拒食の文化史．青土社，東京，1997）
Wadden TA, et al.: Lifestyle modification for obesity: new developments in diet, physical activity, and behavior therapy. Circulation, 125:1157-1170, 2012.
Wardle J, et al.: Body image and weight control in young adults: international comparisons in university students from 22 countries. Int J Obes, 30:644-651, 2006.
Weaver CM, et al.: The National Osteoporosis Foundation's position statement

Fairburn, C. G. (eds): Eating disorders and obesity : a comprehensive handbook. Guilford Press, New York, 1995, pp 83-86.

Praschl-Bichler G, Cachée J: "...von dem müden Haupte nehm' die Krone ich herab": Kaiserin Elisabeth privat. Amalthea Signum Verlag, Wien, 1995.（西川賢一翻訳，皇妃エリザベートの真実．集英社，東京，1998）

Reuters: California lawmaker aims to reduce eating disorders among fashion models. http://www.reuters.com/article/california-fashion-anorexia-idUSL2N16202W, Feb 23th 2016.

Rubin R: Fish-Rich Mediterranean Diet Associated With Higher Cognition. JAMA, 323:1998, 2020.

Russell GF, Treasure J: The modern history of anorexia nervosa. An interpretation of why the illness has changed. Ann N Y Acad Sci, 575:13-27; discussion 27-30, 1989.

Sasazuki S, et al.: Body Mass Index and Mortality From All Causes and Major Causes in Japanese: Results of a Pooled Analysis of 7 Large-Scale Cohort Studies. J. Epidemiol., 21:417-430, 2011.

Schad M: Elisabeth von Öesterreich. dtv Verlagsgesellschaft, Munich, 1998.（西川賢一翻訳，皇妃エリザベートの生涯．集英社，東京，2000）

Schwarzfuchs D, Golan R, Shai I: Four-year follow-up after two-year dietary interventions. N Engl J Med, 367:1373-1374, 2012.

Seidelmann SB, et al.: Dietary carbohydrate intake and mortality: a prospective cohort study and meta-analysis. Lancet Public Health, 3:e419-e428, 2018.

Seidelmann SB, Claggett B, Cheng S, et al.: Dietary carbohydrate intake and mortality: a prospective cohort study and meta-analysis. Lancet Public Health, 3:e419-e428, 2018.

関根和宏：「シンデレラ体重」の呪縛：朝日新聞，2018 年 3 月 8 日．

Shafran R, et al.: "Clinical perfectionism" is not "multidimensional perfectionism": a reply to Hewitt, Flett, Besser, Sherry & McGee. Behav Res Ther, 41:1217-1220, 2003.

Shai I, Schwarzfuchs D, Henkin Y, et al.: Weight loss with a low-carbohydrate, Mediterranean, or low-fat diet. N Engl J Med, 359:229-241, 2008.

島田真理子，山田悟：【患者さんからよく尋ねられる内科診療の FAQ】（第 9 章）代謝・内分泌　○○ダイエットがいいって聞いたのですが……［44 歳 女性，メタボリックシンドローム］．内科，120:772-774, 2017.

新谷隆史：一度太るとなぜ痩せにくい？食欲と肥満の科学．光文社，東京，2018.

Silverii GA, Botarelli L, Dicembrini I, et al.: Low-carbohydrate diets and type 2 diabetes treatment: a meta-analysis of randomized controlled trials. Acta Diabetol, 2020.

Silverman JA: Charcot's comments on the therapeutic role of isolation in the treatment of anorexia nervosa. Int J Eat Disord, 21:295-298, 1997.

永田利彦：摂食障害治療の基本問題の決着に向けて―精神科診療所で完結する摂食障害治療．精神科治療学，33:1285-1291, 2018.
永田利彦：摂食障害とパーソナリティ障害―過食、嗜癖、そしてプロトタイプアプローチ．児童青年精神医学とその近接領域，60:169-179, 2019.
永田利彦：社交不安障害（社交不安症）と摂食障害．公衆衛生，83:756-761, 2019.
永田利彦：摂食障害の生きづらさ（イントロダクション）．こころの科学，209:17, 2020.
永田利彦：生きづらさを超える（エピローグ）．こころの科学，209:98-103, 2020.
Nakamura T, et al.: Relationship Between Socioeconomic Status and the Prevalence of Underweight, Overweight or Obesity in a General Japanese Population: NIPPON DATA2010. J. Epidemiol., 28 Suppl 3:S10-S16, 2018.
中村和弘，中村佳子：飢餓反応の中枢神経回路メカニズム．肥満研究，23:161-168, 2017.
Neumark-Sztainer D, et al.: Dieting and unhealthy weight control behaviors during adolescence: associations with 10-year changes in body mass index. J Adolesc Health, 50:80-86, 2012.
Neumark-Sztainer D, Loth K: The impact of dieting, in Brownell, K. D., Walsh, B. T. (eds): Eating disorders and obesity : a comprehensive handbook, Third edition. The Guilford Press, New York, 2017, pp 109-115.
NEWSポストセブン：中国で政府・党・大企業トップの自殺頻発　その社会的背景は（2020.08.26 07:00）：東京，小学館，2020.
Ng M, et al.: Global, regional, and national prevalence of overweight and obesity in children and adults during 1980-2013: a systematic analysis for the Global Burden of Disease Study 2013. Lancet, 384:766-781, 2014.
日本肥満学会肥満症診療ガイドライン作成委員会，肥満症診療ガイドライン 2016. ライフサイエンス出版，2016.
日本糖尿病学会：糖尿病診療ガイドライン 2019．南江堂，東京，2019.
Oransky I: Ancel Keys. Lancet, 364:2174, 2004.
Papamichou D, Panagiotakos DB, Itsiopoulos C: Dietary patterns and management of type 2 diabetes: A systematic review of randomised clinical trials. Nutr. Metab. Cardiovasc. Dis., 29:531-543, 2019.
Park SH: Flapper Fashion In the Context of Cultural Changes of America in the 1920s. CUNY Academic Works (http://academicworks.cuny.edu/gc_etds/263), NY, 2014.
Perera S, et al.: Body Mass Index Is an Important Predictor for Suicide: Results from a Systematic Review and Meta-Analysis. Suicide Life Threat Behav, 46:697-736, 2016.
Polivy J, et al.: Dieting and binging. A causal analysis. Am Psychol, 40:193-201, 1985.
Polivy J, et al.: Dieting and its relation to eating disorders, in Brownell, K. D.,

Psychol. Bull., 114:100-121, 1993.

Maclean PS, et al.: Biology's response to dieting: the impetus for weight regain. Am J Physiol Regul Integr Comp Physiol, 301:R581-600, 2011.

MacLean PS, et al.: The role for adipose tissue in weight regain after weight loss. Obes Rev, 16 Suppl 1:45-54, 2015.

Magkos F, et al.: Effects of Moderate and Subsequent Progressive Weight Loss on Metabolic Function and Adipose Tissue Biology in Humans with Obesity. Cell Metab, 23:591-601, 2016.

McArdle PD, Greenfield SM, Rilstone SK, et al.: Carbohydrate restriction for glycaemic control in Type 2 diabetes: a systematic review and meta-analysis. Diabet. Med., 36:335-348, 2019.

丸山史，ほか：摂食障害患者と無月経　BMIを指標とした予後調査より．思春期学，18:177-181, 2000.

Maslow AH: A Theory of Human Motivation. Psychol. Rev., 50:370-396, 1943.

Maslow AH: Eupsychian management; a journal. R. D. Irwin, Homewood, Ill., 1965.（原年広 翻訳，自己実現の経営—経営の心理的側面．産業能率短期大学出版部，東京，1967）

Mattiso JA, et al.: Caloric restriction improves health and survival of rhesus monkeys. Nat Commun, 8:14063, 2017.

Mayor of London: Mayor in crackdown on body image advertisements on the TfL network. https://www.london.gov.uk/press-releases/mayoral/mayor-in-crackdown-on-body-image-advertisements, 13 June 2016.

文部科学省：高等学校教育の現状．文部科学省，東京，2010.

Nagata T, et al.: A case of childhood onset anorexia nervosa developing femoral neck fracture and osteoporosis. Jpn J Child Adolesc Psychiatr, 44 (Supplement):94-100, 2003.

永田利彦，ほか：米国における摂食障害患者の治療の現況：COPE病棟（ピッツバーグ大学摂食障害専門病棟）での重症患者の治療経験から．精神医学，40:781-785, 1998.

永田利彦，ほか：摂食障害における社会不安障害．精神医学，49:129-135, 2007.

永田利彦：病理と病態、日本摂食障害学会「摂食障害治療ガイドライン」作成委員会，中井義勝，永田利彦，西園ハーマ文（編集）：摂食障害治療ガイドライン．医学書院，東京，2012, pp 15-18.

永田利彦：過食性障害の治療．精神科臨床 Legato, 2:134-138, 2016.

永田利彦：摂食障害の薬物療法—過食性障害を中心に．精神科，28:23-29, 2016.

永田利彦：摂食障害治療の基本方針．日本臨床，精神医学症候群（第2版）II:329-335, 2017.

永田利彦：摂食障害、その人格の病理、社会的背景の影響と治療的意味—痩せすぎモデル禁止法に向けて 人格の病理としての摂食障害．精神神経学雑誌：S238, 2018.

Keys A, et al.: Indices of relative weight and obesity. J. Chronic Dis., 25:329-343, 1972.

金敬哲：韓国 行き過ぎた資本主義. 講談社, 東京, 2019.

切池信夫, 永田利彦, 白田久美子：近年における若い女性の Body Mass Index 低下について Eating disorders との関連から. 臨床精神医学, 25:611-617, 1996.

国立青少年教育振興機構：高校生の心と体の健康に関する意識調査—日本・米国・中国・韓国の比較—調査結果の概要. 国立青少年教育振興機構, 東京, 2018.

厚生労働省健康局健康課栄養指導室栄養調査係：平成 27 年国民健康・栄養調査. 厚生労働省, 2016.

厚生労働省健康局健康課栄養指導室栄養調査係：平成 29 年国民健康・栄養調査. 厚生労働省, 2018.

厚生労働省健康局健康課栄養指導室：平成 30 年国民健康・栄養調査. 厚生労働省, 東京, 2020.

厚生労働省健康局健康化栄養指導室：令和元年国民健康・栄養調査. 厚生労働省, 東京, 2021.

厚生労働省雇用均等・児童家庭局母子保健課：平成 22 年乳幼児身体発育調査. 厚生労働省, 東京, 2011.

Kraschnewski JL, et al.: Long-term weight loss maintenance in the United States. Int J Obes, 34:1644-1654, 2010.

Kubota K, et al.: Changes of maternal dietary intake, bodyweight and fetal growth throughout pregnancy in pregnant Japanese women. J Obstet Gynaecol Res, 39:1383-1390, 2013.

Kubota Y, et al.: Association of Breakfast Intake With Incident Stroke and Coronary Heart Disease: The Japan Public Health Center-Based Study. Stroke, 47:477-481, 2016.

黒田雅士, ほか：エネルギー代謝の制御機構　1. 脂肪細胞の発生と機能　白色脂肪細胞を中心に. 実験医学, 34:184-190, 2016.

Lee DH, et al.: Predicted lean body mass, fat mass, and all cause and cause specific mortality in men: prospective US cohort study. BMJ, 362:k2575, 2018.

Library of Congress: Israel: Restrictions on Depiction of Underweight Models in Commercials (http://www.loc.gov/law/foreign-news/article/israel-restrictions-on-depiction-of-underweight-models-in-commercials/). 2012.

Look Ahead Research Group, et al.: Cardiovascular effects of intensive lifestyle intervention in type 2 diabetes. N Engl J Med, 369:145-154, 2013.

Lowe MR, et al. Cognitive restraint, weight suppression, and the regulation of eating. Appetite, 10:159-168, 1988.

Lowe MR: The effects of dieting on eating behavior: a three-factor model.

参考文献

Harari YN: Sapiens : a brief history of humankind. Harper, New York, 2015（柴田裕之 翻訳，サピエンス全史（上，下）文明の構造と人類の幸福．河出書房新社，東京，2016）

Harrison GG: Height-weight tables. Ann Intern Med, 103:989-994, 1985.

Hay PP, et al.: Psychological treatments for bulimia nervosa and binging. Cochrane Database Syst. Rev.:CD000562, 2009.

Hill AJ: Prevalence and demographic of dieting, in Brownell, K. D., Walsh, B. T. (eds): Eating disorders and obesity : a comprehensive handbook, Third edition. The Guilford Press, New York, 2017, pp 103-108.

細田公則，ほか：エネルギー摂取の制御機構　ヒトの摂食調節　レプチンを中心に．実験医学，34:279-283, 2016.

Hozawa A, et al.: Relationship between BMI and all-cause mortality in Japan: NIPPON DATA80. Obesity (Silver Spring), 16:1714-1717, 2008.

Huber JW, et al.: Myths, presumptions, and facts about obesity. N Engl J Med, 368:2234-2235, 2013.

Iketani T, et al.: Effect of menatetrenone (vitamin K_2) treatment on bone loss in patients with anorexia nervosa. Psychiatry Res., 117:259-269, 2003.

Ingram DK, et al.: Dietary restriction and aging: the initiation of a primate study. J Gerontol., 45:B148-163, 1990.

International Monetary Fund (IMF): World Economic Outlook Database October 2017. International Monetary Fund (IMF), Washington, D.C., 2017.

International Society of Aesthetic Plastic Surgery: ISAPS International Survey on Aesthetic/Cosmetic. International Society of Aesthetic Plastic Surgery, 2016.

石原結實：病気を治す食べ方、食べ物．ベストセラーズ，東京，2007.

李三植：出生率 0.98、韓国の宿題．朝日新聞社，2019 年 12 日 25 日

Istre GR, Kreiss K, Hopkins RS, et al.: An outbreak of amebiasis spread by colonic irrigation at a chiropractic clinic. N Engl J Med, 307:339-342, 1982.

香川修徳：一本堂行余医言巻之五．1788．濱田秀伯 監修，ほか：創元社，大阪，2019.

Kassirer JP, et al.: Losing weight--an ill-fated New Year's resolution. N Engl J Med, 338:52-54, 1998.

Katsurada K, et al.: Endogenous GLP-1 acts on paraventricular nucleus to suppress feeding: projection from nucleus tractus solitarius and activation of corticotropin-releasing hormone, nesfatin-1 and oxytocin neurons. Biochem Biophys Res Commun, 451:276-281, 2014.

Kaye WH, Nagata T, et al.: Double-blind placebo-controlled administration of fluoxetine in restricting- and restricting-purging-type anorexia nervosa. Biol Psychiatry, 49:644-652, 2001.

Epidemiol, 30:1330-1331, 2001.

Ernst E: Colonic irrigation and the theory of autointoxication: a triumph of ignorance over science. J. Clin. Gastroenterol., 24:196-198, 1997.

Essah PA, et al: Effect of weight loss by a low-fat diet and a low-carbohydrate diet on peptide YY levels. Int J Obes, 34:1239-1242, 2010.

Fairburn CG: Overcoming binge eating : the proven program to learn why you binge and how you can stop, second edition. Guilford Press, New York, 2013.（永田利彦監訳，谷口麻起子，江城望訳，過食は治る．金剛出版〔印刷中〕）

Flegal KM, et al.: Excess deaths associated with underweight, overweight, and obesity. JAMA, 293:1861-1867, 2005.

Garner DM, et al.: Cultural expectations of thinness in women. Psychol Rep, 47:483-491, 1980.

Ghosh TS, Rampelli, S., Jeffery, I. B., et al.: Mediterranean diet intervention alters the gut microbiome in older people reducing frailty and improving health status: the NU-AGE 1-year dietary intervention across five European countries. Gut, 69:1218-1228, 2020.

Gilbert P, et al.: The dark side of competition: How competitive behaviour and striving to avoid inferiority are linked to depression, anxiety, stress and self-harm. Psychol Psychother, 82:123-136, 2009.

Gluckman PD, et al.: Living with the past: evolution, development, and patterns of disease. Science, 305:1733-1736, 2004.

Goldschmidt AB, et al.: Fifteen-year Weight and Disordered Eating Patterns Among Community-based Adolescents. Am J Prev Med, 54:e21-e29, 2018.

Green S: A Critique of the Rationale for Cancer Treatment With Coffee Enemas and Diet. JAMA: The Journal of the American Medical Association, 268, 1992.

Gu D, et al.: Body weight and mortality among men and women in China. JAMA, 295:776-783, 2006.

Gull WW: Anorexia nervosa (apepsia hysterica, anorexia hysterica). Transactions of the Clinicul Society of London, 7:22-28, 1874 (Obesity Research 5(5)498-502,1997).

Hall GS: Adolescence: Its Psychology and Its Relations to Physiology, Anthropology, Sociology, Sex, Crime, Religion, and Education, 2 vols. Appleton and company, New York, 1904.（元良勇次郎ほか訳，青年期の研究．同文館，1910）

Halmi KA: Katherine A Halmi; Interviewed by Thomas A. Ban American College of Neuropsychopharmacology. Waikoloa, Hawaii, 2001.

Han Z, et al.: Maternal underweight and the risk of preterm birth and low birth weight: a systematic review and meta-analyses. Int J Epidemiol, 40:65-101, 2011.

from past mistakes? Int J Eat Disord, 16:349-362, 1994.

Bhaskaran K, et al.: Association of BMI with overall and cause-specific mortality: a population-based cohort study of 3.6 million adults in the UK. Lancet Diabetes Endocrinol, 6:944-953, 2018.

Blomain ES, et al.: Mechanisms of Weight Regain following Weight Loss. ISRN Obes, 2013:210524, 2013.

Boone L, et al.: When or why does perfectionism translate into eating disorder pathology? A longitudinal examination of the moderating and mediating role of body dissatisfaction. J Abnorm Psychol, 123:412-418, 2014.

Brown Z, et al.: Attractive celebrity and peer images on Instagram: Effect on women's mood and body image. Body image, 19:37-43, 2016.

Brownell KD, et al.: The effects of repeated cycles of weight loss and regain in rats. Physiol Behav, 38:459-464, 1986.

Canadian Paediatric Society: Dieting in adolescence. Paediatrics & child health, 9:487-503, 2004.

Casazza K, et al.: Myths, presumptions, and facts about obesity. N Engl J Med, 368:446-454, 2013.

Coleman R: The Carpenters : the untold story : an authorized biography. HarperCollins, New York, 1994.（安藤由紀子，ほか 翻訳，カレン・カーペンター─栄光と悲劇の物語．福武書店，東京，1995）

Crisp AH: Anorexia nervosa : let me be. Academic Press ; Grune & Stratton, London, New York, 1980.（高木隆郎，ほか翻訳，思春期やせ症の世界─その患者と家族のために．紀伊国屋書店，東京，1985）

Danish Fashion Institute: Danish Fashion Ethical Charter. Danish Fashion Ethical Charter, Copenhagen, 2015.

Di Angelantonio E, et al.: Body-mass index and all-cause mortality: individual-participant-data meta-analysis of 239 prospective studies in four continents. Lancet, 388:776-786, 2016.

Dobner J, et al.: Body mass index and the risk of infection - from underweight to obesity. Clin Microbiol Infect, 24:24-28, 2018.

Eisele JW, et al: Deaths Related to Coffee Enemas. JAMA: The Journal of the American Medical Association, 244, 1980.

Elia M: The inter-organ flux of substrates in fed and fasted man, as indicated by arterio-venous balance studies. Nutr Res Rev, 4:3-31, 1991.

ELLE Japan: カレン・カーペンター　～母に引き裂かれたスーパースター～. 2019/03/12
https://www.elle.com/jp/culture/celebphotos/g26463935/carpenters-karen-carpenter-story-as-a-working-woman-190315/?slide=1

榎本博明：自己実現という罠（平凡社新書）．平凡社，東京，2018.

Eriksson J: Commentary: Early 'catch-up' growth is good for later health. Int J

参考文献

Adam TC, et al.: Decreased glucagon-like peptide 1 release after weight loss in overweight/obese subjects. Obes Res, 13:710-716, 2005.

Afzal S, et al.: Change in Body Mass Index Associated With Lowest Mortality in Denmark, 1976-2013. JAMA, 315:1989-1996, 2016.

American Psychiatric Association.: Diagnostic and statistical manual of mental disorders : DSM-5. American Psychiatric Publishing, Washington, D.C., 2013.

Anderson J et al.: Long-term weight-loss maintenance: a meta-analysis of US studies. Am J Clin Nutr, 74:579-584, 2001.

朝日新聞：トンガ、肥満に悩む 25 歳以上の 67% ウエスト平均 100 センチ超．2018 年 2 月 12 日

朝日新聞社，大嶋辰男：サザエさんをさがして，ツイッギー，ミニスカに日本が揺れた，2010 年 03 月 20 日

Atkins RC: Dr. Atkins' diet revolution; the high calorie way to stay thin forever. D. McKay Co., New York, 1972.（荒井稔，丸田知美 翻訳，アトキンス博士のローカーボ（低炭水化物）ダイエット．同朋舎，東京，2000）

Baker L: The wild era that changed what we wear (http://www.bbc.com/culture/story/20161004-did-the-20s-really-roar). BBC (15 December 2017), London, 2017.

Bangalore S, Fayyad R, Laskey R, et al.: Body-Weight Fluctuations and Outcomes in Coronary Disease. N Engl J Med, 376:1332-1340, 2017.

Banting W: Letter on corpulence, addressed to the public. Printed by Harrison and sons, London, 1863.

Barker DJ, Osmond C: Infant mortality, childhood nutrition, and ischaemic heart disease in England and Wales. Lancet, 1:1077-1081, 1986.

Barker DJ, et al.: Weight in infancy and death from ischaemic heart disease. Lancet, 2:577-580, 1989.

BBC NEWS: France passes bill banning 'excessively thin' models. http://www.bbc.com/news/world-europe-35130792, 18 December 2015.

BBC NEWS: Italy pact to stop skinny models. http://news.bbc.co.uk/2/hi/europe/6204865.stm, 22 December 2006.

Beck U: Risikogesellschaft : auf dem Weg in eine andere Moderne Suhrkamp, Frankfurt am Main, 1986.（東廉ほか，翻訳，危険社会—新しい近代への道．法政大学出版，1998）.

Becker AE: Television, disordered eating, and young women in Fiji: negotiating body image and identity during rapid social change. Cult Med Psychiatry, 28:533-559, 2004.

Bell RM: Holy anorexia. University of Chicago Press, Chicago, 1985.

Beumont PJ, et al.: Diagnoses of eating or dieting disorders: what may we learn

本書は２０１８年にSYNODOSに掲載された「ダイエットしたら太る——最新の医学データが示すダイエットの真実（１）」等の記事を一般読者向けに大幅に加筆・修正したものです。

編集協力　佐々木とく子

永田利彦（ながたとしひこ）

大阪市立大学大学院医学研究科を修了（医学博士）。同科（神経精神医学）准教授、ピッツバーグ大学客員准教授などを経て、2013年になんば・ながたメンタルクリニックを開設。医学博士、精神科専門医、精神保健指定医、精神保健判定医。Academy for Eating Disorders、Eating Disorder Research Society、日本摂食障害学会（理事長）、日本不安症学会、日本うつ病学会、日本精神科診断学会（いずれも評議員）などの学会に所属。日本摂食障害学会監修・「摂食障害治療ガイドライン」作成委員会編集『摂食障害治療ガイドライン』（2012）の代表編者の一人。摂食障害、不安障害、パーソナリティ障害、気分障害に関する論文、総説多数。

ダイエットをしたら太《ふと》ります。 最新《さいしん》医学《いがく》データが示《しめ》す不都合《ふつごう》な真実《しんじつ》

2021年7月30日初版1刷発行

著　者 —— 永田利彦
発行者 —— 田邉浩司
装　幀 —— アラン・チャン
印刷所 —— 堀内印刷
製本所 —— 国宝社
発行所 —— 株式会社光文社
東京都文京区音羽1-16-6（〒112-8011）
https://www.kobunsha.com/
電　話 —— 編集部03（5395）8289　書籍販売部03（5395）8116
業務部03（5395）8125
メール —— sinsyo@kobunsha.com

 ISBN 978-4-334-04553-1

1113

平成・令和 学生たちの社会運動

SEALDs、民青、過激派、独自グループ

小林哲夫

2010年代、学生による社会運動はどのように繰り広げられたか？ かつての学生運動と何が違うのか？ SEALDsから過激派まで長期にわたる徹底取材による闘いの記録。

978-4-334-04521-0

1114

いつまでも親がいる

超長寿時代の新・親子論

島田裕巳

人生100年時代を迎え、私たちは「いつまでも親がいる社会」を生きるようになった。そこで新たに生じる親子関係の課題とは？「永遠のテーマ」を捉え直す、著者初の親子論！

978-4-334-04522-7

1115

死ぬまで噛んで食べる

誤嚥性肺炎を防ぐ12の鉄則

五島朋幸

誤嚥性肺炎の原因は唾液だった！ 大切なのは「歯と歯が噛み合うこと」。訪問歯科のカリスマが口腔ケアの正しい知識を解説。口から食べることを諦めないことが、元気に繋がる！

978-4-334-04523-4

1116

日本のスポーツビジネスが世界に通用しない本当の理由

葦原一正

スポーツビジネスは特殊なビジネスではない。経営面でも海外で戦えるようになるために必要なものとは何か、スポーツに憑かれたB．LEAGUE創設の立役者が明かす熱きビジネス論。

978-4-334-04524-1

1117

大学教授、発達障害の子を育てる

岡嶋裕史

自閉スペクトラム症の息子と、自分もその傾向があった父親の日常生活奮闘記。職業柄、大量の文献を読み込み、医師、臨床心理士、役所、教師、そして世間とのズレに挑むが……。

978-4-334-04509-8

光文社新書

1118
**渋沢栄一に学ぶ
大転換期の乗り越え方**

田口佳史

道徳なくして、ビジネスは成立しない。激変する時代を生きるビジネスパーソンのために、「渋沢栄一の生涯」と『論語と算盤』、そして『論語』をもとに「仕事の本質」を説く一冊。

978-4-334-04525-8

1119
資本主義から脱却せよ
貨幣を人びとの手に取り戻す

松尾匡
井上智洋
高橋真矢

「安心な生活」が失われているのはなぜか。それは〈経済の仕組み〉に問題があるからだ。経済学の論客二人と不安定ワーカーが、いま〃発明〃すべき「新しいストーリー」を提示する。

978-4-334-04526-5

1120
カラー版 **王室外交物語**
紀元前14世紀から現代まで

君塚直隆

時代遅れの遺物から、平和を支える存在に――現代に力を発揮する王室・皇室外交を、紀元前の中東から中世・近代の欧州、大戦前後の英王室へと辿り、日本の皇室のあり方も振り返る。

978-4-334-04527-2

1121
ルポ **婚難の時代**
悩む親、母になりたい娘、夢見るシニア

筋野茜
尾原佐和子
井上詞子

住職がサポートする「寺コン」、親が相手を探す「代理婚活」、コロナ禍での「オンライン婚活」など、十人十色の婚活模様と日本人の結婚観を共同通信の女性記者三人が徹底取材！

978-4-334-04528-9

1122
**未来は決まっており、
自分の意志など存在しない。**
心理学的決定論

妹尾武治

「我々の自由意志とは錯覚であり、幻想である」――心理学、生理学、脳科学、量子論、人工知能、仏教、哲学、アート、文学、サブカルを横断し、気鋭の研究者が世界の秘密に挑む。

978-4-334-04529-6

1123
ドレミファソラシは虹の七色?
知られざる「共感覚」の世界
伊藤浩介

「真っ赤な嘘」は、なぜ赤色?・「いろいろ」は、なぜ「色々」?音や文字に色を感じる〝共感覚〟はなぜ生じるのか。気鋭の脳科学研究者による、ヒトの認知の不思議に迫るスリリングな一冊。

978-4-334-04530-2

1124
巨人軍解体新書
ゴジキ(@godziki_55)

ファンもアンチも日本一多い球団、読売ジャイアンツの「勝利の哲学」とは。巨人軍の21世紀のスター選手たちを振り返りながら、パ・リーグへの対抗策を考える。

978-4-334-04531-9

1125
20世紀論争史
現代思想の源泉
高橋昌一郎

現代の思想を理解するためには、20世紀の偉大な知性が議論を重ねた諸問題を踏まえなくてはならない。「教授」と「助手」が時にユーモラスに対話しながら道案内を務める知の論争史。

978-4-334-04532-6

1126
運気を引き寄せるリーダー 七つの心得
危機を好機に変える力とは
田坂広志

「強運」のリーダーは、メンバーやチームにも「強運」を呼び込む。「運の強さ」は、誰でも意識的な努力で身につけることができる。先端科学に基づいた二一世紀の「新たな運気論」。

978-4-334-04533-3

1127
もしも、私が「がん」になったら。
81歳、現役医師の準備と決意
藤田紘一郎

81歳、免疫が専門の名物医師がとことん「がん」と向き合った。仕事は続ける? 治療は受ける? 改善すべき生活習慣は? 発症しても慌てない、嘆かないためのがん入門書。

978-4-334-04534-0

1133
「女性向け風俗」の現場
彼女たちは何を求めているのか?
柾木寛

昼の顔は営業マン、夜の顔はあらゆるお客様に分け隔てなく接するセラピスト。性だけの繋がりゆえに彼女たちが教えてくれた、この国のジェンダーとセックスの本音。

978-4-334-04541-8

1134
理系研究者の「実験メシ」
科学の力で解決! 食にまつわる疑問
松尾佑一

太陽光でもお米は炊ける? なぜ超音波をかけるとお酒は美味しくなる? 食にまつわるふとした疑問。大学教員が自ら実験して確かめる! 食欲と知識欲を刺激する異色の食エッセイ。

978-4-334-04542-5

1135
在宅医療の真実
小豆畑丈夫

在宅医療は「より良く生きるため」の手段/初めてでもうまくいく在宅医療の受け方/家族の負担をなるべく軽く——在宅医療に関わる救急医が、込み入った全体像を丁寧に整理・解説。

978-4-334-04543-2

1136
新・人間関係のルール
辛酸なめ子

人生の問題の多くを占める人間関係。SNSの発達やパンデミックの発生によって、人間関係にも新しいルールが生まれつつある。「コミュ力不足」の著者による、クスッと笑える24話。

978-4-334-04544-9

1137
ジェンダーで見るヒットドラマ
韓国、アメリカ、欧州、日本
治部れんげ

「愛の不時着」はなぜヒットした? 「半沢直樹」がウケる日本はヤバイ!? ジェンダー視点でドラマを見れば世界のいまも見えてくる。業界随一のジャーナリストによる新ドラマ論。

978-4-334-04545-6

光文社新書

1138

夢中になる 東大世界史

15の良問に学ぶ世界の成り立ち

福村国春

約40年分の過去問から、選りすぐりの15問で振り返る国際社会の歩み——。暗記しただけでは解けない、歴史の本質を突く問題を紐解けば、覚えただけの歴史が教養に変わる！

978-4-334-04546-3

1139

ディズニーとチャップリン

エンタメビジネスを生んだ巨人

大野裕之

ディズニーは、キャラクターの創作とストーリーの大切さ、権利の保持や配給会社との条件交渉などをチャップリンから学んだ。——固い友情と離別、知られざる二人の師弟関係。

978-4-334-04547-0

1140

スポーツとしての相撲論

力士の体重はなぜ30キロ増えたのか

西尾克洋

「決まり手」「体格」「怪我」「指導」「学歴」「国際化」「人気低迷」。7つのキーワードから見えてくる、伝統と進化のはざまで揺れ動く大相撲の現在。幕内全力士の解説付き！

978-4-334-04548-7

1141

糖尿病の真実

なぜ患者は増え続けるのか

水野雅登

「インスリンは一生のお付き合い」「糖尿病は不治の病」は本当なのか。脱インスリン率100％の実績を持つ著者が、実際の治療例を紹介しつつ、現在の糖尿病治療の実情と問題点を解説。

978-4-334-04549-4

1142

「日本型格差社会」からの脱却

岩田規久男

戦後は日本しか経験していない長期デフレを原因とすることから、他国とは様子の異なる日本の格差。縮小するにはどうするべきか。日銀副総裁を務めた著者が具体的な政策を提言。

978-4-334-04550-0

光文社新書

1143
子育て罰
「親子に冷たい日本」を変えるには

末冨芳　桜井啓太

「子育て罰」とは、社会のあらゆる場面で、まるで子育てすること自体に罰を与えるかのような政治、制度、社会慣行、人びとの意識。「子育て罰大国・日本」を変える方策とは。

978-4-334-04551-7

1144
孤独は社会問題
孤独対策先進国イギリスの取り組み

多賀幹子

世界で初めて「孤独担当大臣」を設け、ＥＵ離脱後も混乱が続く国で、いま何が起きているのか。日本が学べることは何か。イギリス社会を見続けてきたジャーナリストが現地から報告。

978-4-334-04552-4

1145
ダイエットをしたら太ります。
最新医学データが示す不都合な真実

永田利彦

「ほぼ確実にリバウンド」「ＢＭＩ18・5未満の死亡率は２倍」「小太りが一番長生き」――ダイエットは百害あって一利なし。摂食障害が専門の精神科医が「やせ礼賛」文化を斬る！

978-4-334-04553-1

1146
教養としてのロック名曲ベスト１００

川崎大助

現代人の基礎教養、ロック名曲１００を、これまでにない切り口で紹介・解説。著者の主観・忖度抜き、科学的な手法で得られた驚愕のランキングの1位は？　サブスク時代に最適のガイド。

978-4-334-04554-8

1147
日本のバドミントンはなぜ強くなったのか？

藤井瑞希

近年、なぜ日本のバドミントンは国際大会で目覚ましい結果を残しているのか。ロンドン五輪女子ダブルス銀メダリストの著者が自身の軌跡を振り返りながらその強さの秘密を語る。

978-4-334-04555-5